TOUT S'EST BIEN PASSÉ, MERCI

Julie Fichera
Caroline Vigoureux

Tout s'est bien passé, merci

Fayard

Couverture : © Le Petit Atelier
Illustration : © Sarah Voillaume

ISBN : 978-2-213-72505-5

Dépôt légal : avril 2023

À Rose

« D'une haie d'épines sort la rose »
Proverbes de la sagesse juive, Victor Malka

À Sacha

« Les doutes, c'est ce que nous avons de plus intime »,
Carnets II, Albert Camus

Préambule

À travers le grand combiné beige de la bibliothèque de l'entrée, j'ai entendu Julie pleurer au bout du fil. C'était rare d'entendre sa voix tremblotante, elle qui était si pudique. Elle venait d'apprendre qu'elle ne pourrait pas avoir d'enfants. C'est ce que lui avait dit le médecin, c'est ce qu'elle me disait à son tour. Comme elle, je me suis mise à pleurer. Elle ne s'attendait pas à un tel verdict, moi non plus.

C'était l'été 2002, à la fin du mois d'août. J'étais en vacances à Nice, dans le grand appartement feutré de ma grand-mère Mina. Julie, elle, était rentrée à Paris, où elle avait passé toute une série d'examens, pour comprendre pourquoi elle n'avait toujours pas ses règles. Le diagnostic était si brutal, si vertigineux ; nous n'avions que seize ans. Elle devait accepter cette injustice inouïe qui venait tuer un désir qu'elle n'avait pas encore eu le temps d'avoir.

Depuis ce jour, je me suis toujours sentie impuissante. La seule chose que j'avais pu proposer à Julie, à l'époque, c'était d'écrire son histoire, si, un jour, elle décidait d'avoir un enfant par une autre voie. Je ne voyais pas d'autre manière de me rendre utile auprès d'elle.

Quand elle a eu recours, vingt ans plus tard, à la gestation pour autrui (GPA), elle est venue chaque mois, avec Yoann, son compagnon, dans mon appartement du 10e arrondissement à Paris, me raconter leur parcours, leurs appréhensions et leurs impatiences. Julie et Yoann pourraient être n'importe lequel d'entre nous. Leur histoire est celle d'un couple ordinaire de trentenaires hétérosexuels, qui se lance dans une aventure extraordinaire.

Je ne voulais rien perdre de leur récit, je le trouvais incroyable. Et je voulais tenir cette promesse que j'avais faite à ma plus ancienne amie, entrée dans ma vie à mes cinq ans, et qui n'en est plus jamais sortie.

Pendant que Julie échafaudait son plan titanesque pour avoir recours à la GPA aux États-Unis, j'avais moi-même recours à la procréation médicalement assistée (PMA). Nos désirs d'enfant se heurtaient à la réalité de l'infertilité. En France, entre deux cents et trois cents couples par an font appel à une mère porteuse à l'étranger, quand un couple sur six rencontre des difficultés pour avoir un enfant. Il suffisait de regarder autour de nous pour le constater, nous étions loin d'être les seuls à attendre patiemment notre tour.

Jusqu'à l'écriture de ce livre, nous avions toutes les deux pris mécaniquement l'habitude de ne rien laisser transparaître. Parce qu'on ne s'était jamais vraiment posé la question, ou peut-être parce que c'était plus simple comme ça. Lorsque l'on nous questionnait sur nos grossesses, nous nous contentions de répondre laconiquement : « Tout s'est bien passé, merci. » Nous n'acceptions de montrer que la magnifique conclusion de cette longue et sinueuse bataille. Un *happy end* qui ne traduisait absolument rien de tout l'ascenseur émotionnel qui le précédait.

Nous étions pourtant convaincues de la nécessité de ne plus faire semblant. Si personne ne raconte son histoire, comment mettre fin au tabou de l'infertilité ? Mais l'obstacle massif qu'est pour nous la pudeur nous empêchait de mettre un sujet aussi intime sur la table. J'écris tous les jours et tout le temps, c'est mon métier, je suis journaliste. Mais je n'ai jamais écrit sur autre chose que les hommes et femmes politiques. Je peux écrire 9 000 signes sur les coulisses de l'Assemblée nationale, j'en ai écrit 300 000 sur Christiane Taubira, à qui j'ai consacré une biographie, mais je ne sais pas si je suis capable d'écrire trois lignes sur moi-même.

À y réfléchir, Julie est au moins aussi pudique que moi. Elle est discrète, elle a toujours peur de déranger, elle tait ses sentiments, elle cache ses réactions, elle ne raconte pas sa vie ou si peu, il est rare qu'elle dise vraiment ce qu'elle ressent. Julie préfère rester en retrait, derrière sa chevelure brune et bouclée, toujours en pagaille. Avec le temps, elle a fini par conclure d'elle-même que sa timidité n'avait rien d'insurmontable : « C'est justement parce que je suis pudique que l'idée de ce livre me correspond bien. Tout sera raconté ici. Même si certaines questions continueront de me mettre mal à l'aise, il y aura dans ce livre la plupart des réponses », m'a-t-elle expliqué.

Alors, nous avons décidé de dépasser notre gêne pour relater nos histoires si différentes et nos ressentis parfois similaires. Nous avons trente-six ans, tout a commencé il y a pile vingt ans.

Pas de règles

J'ai une mauvaise mémoire, enfin, très sélective, sans que moi-même je comprenne vraiment bien les filtres qui régissent mes souvenirs. Dans mon quotidien, j'oublie beaucoup de choses. Je passe rarement le pas de ma porte sans devoir y revenir pour prendre mon téléphone, mon cahier ou mon écharpe. Ça amuse Cyril, mon mari, autant que ça me désespère. Mais je me souviens avec précision des détails les plus insignifiants d'une scène vécue il y a trente ans. Comme de ces quelques secondes à côté de ma mère où j'ai entrevu, derrière les grillages noirs, les murs colorés de ma nouvelle école maternelle, l'école Sainte-Thérèse d'Enghien-les-Bains, ville de la banlieue nord parisienne, dans laquelle je débarquais en grande section. Un îlot bourgeois derrière les cités d'Épinay-sur-Seine, avec son lac, son casino et ses maisons en vieilles pierres. Dans cette école privée catholique, au milieu d'enfants issus de familles favorisées, se trouvaient quelques exceptions venues de milieux plus modestes.

Julie en faisait partie. Ses parents vivaient dans une HLM à Ermont, à quelques kilomètres, et tous ses amis habitaient dans des grandes villas d'Enghien ou à Montmorency. Mais je ne l'ai jamais entendue s'en plaindre, comme elle n'a jamais semblé envier qui que ce soit. Julie a cette force rare d'accepter la vie telle qu'elle est. L'envie comme la jalousie ne font pas partie de sa panoplie de sentiments.

Je me souviens donc parfaitement de ce moment où j'ai franchi la porte de la classe de grande section, pour ne découvrir que des visages inconnus. J'avais cinq ans. C'était la rentrée, Julie était assise à côté de Clémence, une fille au carré châtain strict. Tout le monde a connu une Clémence à l'école, première de la classe, sans exception, de la maternelle au collège. Clémence comprenait toujours tout ce que nos maîtresses expliquaient, elle avait systématiquement les meilleures notes, mais son regard était terne. Je me suis souvent demandé si cela traduisait un ennui certain ou une forme de tristesse.

Je voyais pour la première fois le visage de Julie, sa frange et ses longs cheveux bruns, cette bouche bien dessinée et ses traits fins. Quand elle m'a vue arriver, elle a eu ces quelques mots qui m'ont percutée aussitôt : « Elle, ce ne sera pas ma copine. » En trente ans d'amitié, c'est la seule et unique fois où Julie a été ouvertement désagréable. Il faut dire qu'elle ne l'est jamais. Au mieux, elle s'autorise une remarque. Sinon, elle passe à autre chose, le plus souvent en silence. Les travers de l'être humain la déçoivent parfois, mais glissent sur elle la plupart du temps.

De ce jour où Julie a assuré que je ne serais pas son amie, nous ne nous sommes plus quittées. Nous avons passé des heures entières dans les mêmes salles de classe, dans les mêmes cours de récréation à jouer à l'élastique, aux billes, aux Pog et à chat. Je passais des vacances avec ses parents dans des mobil-homes de l'île de Ré, où nous fumions en cachette nos premières cigarettes. Elle venait passer une partie de l'été dans notre maison de famille de la Seyne-sur-Mer, près de Toulon.

Nous avons toujours été très différentes. Quand j'étais petite, je trouvais que Julie était trop gentille, qu'elle se laissait trop faire parfois. Je me faisais même un devoir de la défendre contre ceux qui pouvaient l'embêter dans la cour de récréation. Mais je n'avais pas compris que Julie savait très bien se débrouiller toute seule. Elle intériorisait, c'est tout. De la maternelle Sainte-Thérèse au collège Notre-Dame en passant par l'école Saint-Louis, nous nous sommes vues grandir.

Nous avons vu nos corps changer, nos poitrines se développer, nos hanches s'élargir, nos fesses s'arrondir. Ce qui était moins perceptible, c'est ce qu'il se passait à l'intérieur de nous.

Au collège, un sujet revient régulièrement dans les discussions entre filles : « Et toi, tu as tes règles ? » Dire oui s'accompagne souvent d'une pointe de fierté, c'est une manière de signifier aux autres et à soi-même que l'enfance est derrière soi, que l'on devient une jeune femme désormais. J'ai pu répondre « oui » à cette question l'été de mes treize ans, lors d'une discussion entre copines, au pied de nos lits superposés, en colonie de vacances en Angleterre. J'avais eu mes règles pour la première fois de ma vie quarante-huit heures plus tôt, mais j'ai fait, bien sûr, comme si j'avais passé ce cap depuis longtemps. Julie, elle, était toujours un peu mal à l'aise lors de ces conversations, qui laissent peu de place à la pudeur. Elle esquivait. Et puisqu'elle n'est pas une grande bavarde, sa réserve passait pour de la gêne. Ça n'était pas plus mal, finalement. Dans le fond, Julie n'était pas si inquiète, son tour viendrait. Après tout, toutes les filles finissent tôt ou tard par avoir leurs règles. Un peu comme les bébés et la marche, tout le monde se lève un jour et avance sur ses deux jambes. C'est le cours naturel des choses, c'est inéluctable.

Une fille sur 4 500

Été 2002. Malgré la douceur des grandes vacances passées dans les Alpes avec sa famille, Julie n'a pas l'esprit totalement libre. Avant de partir, sa pédiatre lui a recommandé d'aller voir une gynécologue spécialisée dans le suivi des adolescentes. Son absence de règles devient de plus en plus curieuse. Elle est au lycée, elle a seize ans, c'est désormais la seule parmi ses amies à ne pas encore les avoir.

En rentrant de vacances, elle a rendez-vous à l'hôpital de Pontoise. Julie se souvient encore de l'odeur qui y régnait, ce mélange un peu angoissant de produits ménagers et de médicaments. Le médecin, madame R., la reçoit pour faire une cœlioscopie. Cette opération, qui se fait sous anesthésie générale, permet, par une petite incision au niveau de l'abdomen et du pubis, d'introduire une caméra pour ausculter son appareil génital.

Dans son pyjama bleu avec des moutons blancs, Julie se réveille aux côtés de son père et de sa mère dans une chambre aseptisée. Elle est dans les vapes et la douleur au niveau du ventre l'empêche de se lever correctement. Ils traversent tous les trois un long couloir aux murs blancs qui mène à un petit bureau où une réponse l'attend. Face à eux, le docteur R. sort une feuille de papier. Dessus, elle dessine l'utérus d'une femme avec des trompes. Puis elle reproduit ce même dessin avec, cette fois, un utérus et un vagin beaucoup plus petits. « Ça, c'est l'appareil génital d'une femme et ça, c'est le vôtre. Votre utérus et votre vagin ne se sont pas développés », commence-t-elle avant d'en venir aux faits : « Vous ne pourrez pas avoir d'enfants et vous ne pouvez pas avoir de rapports sexuels pour le moment. Ou bien ce sera très douloureux. »

Julie est atteinte du syndrome Mayer-Rokitansky-Küster-Hauser, dit « MRKH », une malformation congénitale rare de l'utérus et du vagin. Il affecte une fille sur 4 500. Julie est cette fille-là. Si ses souvenirs de ce moment restent assez flous, ce dessin, elle s'en souvient par cœur.

L'épanouissement sexuel classique, elle ne pourra pas l'avoir. Quant à la projection très lointaine de la maternité, elle n'a même pas eu le temps de commencer à exister qu'elle disparaît déjà. Julie retourne dans sa chambre avec ses parents. Ils restent tous les trois silencieux. Face à eux, elle fait ce premier constat, hagarde : « Je ne peux pas avoir de relations sexuelles avec un garçon. » Elle n'aurait jamais pensé dire cette phrase à ses parents. C'est embarrassant, forcément, mais le constat est clinique.

Ne pas pouvoir avoir d'enfants est presque une information parmi tant d'autres, elle verra plus tard. En revanche, ne pas pouvoir avoir de relations sexuelles est tout de suite plus contraignant. Julie pense immédiatement à Rémi, ce garçon qui ne quitte plus ses pensées depuis son retour de vacances. Ils se sont rencontrés trois semaines plus tôt à Orcières-Merlette, dans les Hautes-Alpes. Ils ont passé une nuit entière à discuter au coin du feu lors d'un bivouac. Cet amour d'adolescence et d'été ne veut pas s'achever, Rémi a invité Julie chez lui, à Amiens. Voudra-t-il encore d'elle ?

La gynécologue envoie Julie voir le professeur P., spécialiste du syndrome MRKH, à l'hôpital de Créteil. Une fois encore, ses parents sont présents. D'entrée de jeu, ce monsieur grand et âgé, qui mâche ostensiblement son chewing-gum, dédramatise la situation : « Dieu ne fait pas toujours bien les choses, la nature est mal faite. Si un jour je le rencontre, je le lui dirai. »

Julie est sa plus jeune patiente. C'est la première fois qu'elle doit écarter les jambes face à un médecin inconnu. après l'examen, le professeur P. lui explique les choses très concrètement : son cycle ovarien est normal puisque ses ovaires fonctionnent très bien. Elle ovule comme n'importe quelle femme. Mais elle ne peut pas porter d'enfant puisque la forme de son utérus ne le permet pas. Quant aux rapports sexuels, deux possibilités s'offrent à elle : avoir recours à une intervention chirurgicale pour agrandir son vagin, ou faire ce que l'on appelle de la « dilatation vaginale », ce qui consiste à insérer un dilatateur dans le vagin pour le muscler et l'agrandir.

D'après les mots du professeur P., Julie a la « meilleure forme possible » du syndrome MRKH, à savoir qu'une intervention n'est pas indispensable. Elle peut même opter pour une troisième technique, moins conventionnelle mais tout aussi opérante : avoir des rapports sexuels avec un garçon. Au fur et à mesure, le vagin s'agrandira naturellement, mais cela risque d'être douloureux. « As-tu un copain ? Est-il gentil ? », interroge le professeur P. La question vise à savoir si un tel acte est envisageable avec lui. En la raccompagnant à la porte de son bureau, il sort un instant de son seul statut de médecin et prend furtivement Julie dans ses bras, comme pour lui témoigner de son empathie. Cet homme, qu'elle sera désormais amenée à voir régulièrement, est doux et paternaliste. Il a ces quelques mots, qui résonnent dans sa tête d'adolescente : « Quand vous vous baladez dans la rue, personne ne peut soupçonner que vous êtes différente. » Sa singularité est invisible.

Toujours accompagnée de ses parents, Julie se rend à une réunion d'une association présidée par le professeur P., qui suit les femmes touchées par des malformations génitales. Dans cette salle de l'hôpital de Créteil, où des chaises sont alignées face à une estrade, on lui explique que la gestation pour autrui serait une voie possible pour, un jour, avoir un enfant. Cette pratique illégale en France répond précisément aux besoins des filles atteintes du syndrome MRKH, à savoir qu'elles peuvent avoir un enfant qui est génétiquement le leur – car elles ovulent –, mais ne peuvent pas le porter – car elles n'ont pas l'utérus formé pour. Julie écoute tout cela religieusement mais n'a pas vraiment envie de s'investir. Elle est au lycée et préfère faire autre chose de ses week-ends. Pourquoi faudrait-il parler à des inconnues sous prétexte qu'elles ont le même syndrome ? En quoi ce point commun leur permettrait de mieux se comprendre ? Si Julie participe à ces réunions, c'est parce qu'elle voit bien que cela soulage ses parents. Comme ce suivi psychologique proposé par l'hôpital, qu'elle accepte davantage pour leur faire plaisir que parce qu'elle en ressent le besoin. Après un rendez-vous avec une psy, elle s'arrête là. Elle n'a aucune envie de s'étendre, et puis, ces soucis ne sont pas les siens aujourd'hui. Ce qui compte pour elle, c'est Rémi.

Les parents de Julie l'accompagnent à chaque rendez-vous, à chaque réunion, et ce soutien s'exprime en silence. Entre eux, il y a autant de douceur que de pudeur. On se préserve les uns les autres, on ne parle jamais vraiment de ses sentiments. Julie ressent chez eux de la culpabilité. Son père est persuadé que le problème vient de lui. Il n'y a pas de raison concrète à cela, mais il faut bien trouver une explication, un responsable, pour donner un sens à ce qui n'en a pas. Elle perçoit bien leur sentiment d'impuissance face au drame intérieur que vit leur enfant. Mais ça non plus, ils ne le lui ont jamais dit.

Et si c'était pour ça ?

De nos cinq à nos quatorze ans, Julie et moi ne sommes pas toujours dans la même classe, mais toujours ensemble dans la cour de récré. Nos baskets clignotent et les bananes que nous nouons à nos hanches sont pleines à craquer de billes. À l'adolescence, nous avons cette envie pressante et commune de quitter ce collège privé catholique que nous détestons, lassées de se faire hurler dessus pour nos moindres faits et gestes. Avec Solène, notre troisième acolyte, nous supplions nos parents de nous mettre dans un lycée public, ce qu'ils finissent par accepter. Une victoire assortie d'une déception : nous sommes affiliées dans des établissements différents, Julie à Ermont, Solène et moi à Enghien. Fini le quotidien à tout partager, chacune noue de nouvelles amitiés, qui s'entremêlent lors de soirées les uns chez les autres et parfois lors de week-ends où nous allons tous chez Rémi, à Amiens. Julie y passe beaucoup de temps. Peut-être de manière inconsciente, pour ne pas embêter leur fille qui doit déjà composer avec des préoccupations qui ne sont pas de son âge, ses parents lui accordent une confiance absolue et une liberté totale. Ce pacte tacite qu'elle passe avec eux lui permet de vivre un temps soit peu l'insouciance si précieuse de l'adolescence.

Rémi sait tout de Julie. Grâce à sa compréhension et à sa délicatesse, elle a même pu choisir la troisième option recommandée par le professeur P. C'est la première fois que Julie fait l'amour. Des années durant, Rémi l'aide à agrandir son vagin, ça n'est pas banal pour un couple de seize ans. Il fait preuve d'une tolérance et d'une maturité rares, à un âge où chacun tente déjà de batailler avec soi-même. L'acte est parfois douloureux, mais toujours tendre, et rempli de cet amour si naïf et entier propre à leur âge. Ils grandiront ensemble et se sépareront sept ans plus tard.

Jusqu'à ses vingt ans, Julie vit avec sa singularité, en la mettant de côté. Passé sa première histoire d'amour, elle commence à se poser tout un tas de questions qui n'avaient pas forcément lieu d'être jusqu'alors. Ce n'est pas le fait d'avoir ses règles qui définit le fait d'être une femme. Elle le sait. Mais leur absence l'empêche de se vivre comme tel. Il lui manque quelque chose. Avec les garçons qu'elle rencontre par la suite, c'est toujours la même histoire : doit-elle leur dire ce qu'il est en est ? Quel est le bon moment pour le faire sans donner une dimension qu'il n'y a pas à leur relation ? C'est presque impossible.

À chaque fois qu'une relation sérieuse se termine, elle ne peut s'empêcher d'y penser. Et si le fait de ne pas pouvoir avoir d'enfants nuisait à ses histoires d'amour ? Ses ruptures alimentent ses doutes et nourrissent ses premières angoisses. Pourtant, les garçons avec qui Julie a une histoire lui font tous comprendre que ce n'est pas un problème. Mais, pour elle, c'en est un.

« Je suis désolée, mademoiselle, il est trop tard »

Seules les amitiés d'enfance permettent cette liberté ; on peut ne pas se voir pendant des mois voire des années, et, lorsque l'on se retrouve, rien ne change. C'est un lien indestructible, comme si l'on se connaissait trop pour devenir des inconnus. Julie et moi connaissons les petites filles que nous avons été, nos parents et même l'intégralité de nos familles, l'éducation que nous avons reçue, les premières séries que nous avons dévorées, les posters qui trônaient dans nos chambres, les tenues des premières boums, nos premiers concerts...

Alors, même si, à vingt ans, nos quotidiens s'éloignent, notre amitié reste intacte. Nous avons toutes les deux quitté notre banlieue du Val-d'Oise, Julie est partie vivre à Nancy, où elle étudie aux Beaux-Arts, et passe quelques mois en Slovaquie en Erasmus. Rien n'a vraiment d'importance hormis les voyages. Elle ne se projette pas, elle ne sait même pas ce qu'elle veut faire dans la vie. Elle se laisse porter au gré de ses rencontres et de ses envies – le luxe de la parenthèse étudiante, lorsque tout est possible.

Moi, je suis allée vivre à Paris, mon rêve, où j'ai pris un appartement en colocation avec Lisa, ma meilleure amie. Nous vivons dans le 11e arrondissement, rue Alexandre-Dumas, où l'on découvre la vie sans parents. Nous avons vingt et un ans et nous sommes heureuses de pouvoir avoir le frigo quasiment vide sans que cela pose de problème à personne.

Je suis enfin là où je voulais être, en école de journalisme. Je veux faire ce métier depuis toujours. C'était une évidence. Sans grande originalité, mes parents sont journalistes, ma grand-mère était journaliste, mon arrière-grand-père était journaliste... J'ai si souvent entendu mon père relater avec minutie et une ferveur constante ses histoires à suivre telle équipe de football dans les années 1980, à interviewer dans les vestiaires tel joueur, à couvrir tels Jeux olympiques à l'autre bout du monde...

Pour avoir à mon tour ma carte de presse, j'intègre donc une école de journalisme, dans le 10e arrondissement de Paris, où je rencontre Barbara et Charlotte, avec qui j'échange depuis quinze fois par jour.

Lors de ma deuxième année d'études, en mai 2008, je pars au Mali, avec un groupe d'amis de mon école, dont Barbara. Nous sommes tous en stage à l'ORTM, version malienne de l'ORTF. Un autre monde dans lequel les journalistes reçoivent des enveloppes de billets après leur reportage, dans lequel tout le monde dort ostensiblement, affalé sur les bureaux. Le rythme n'est pas écrasant, car la chaleur l'est. Impossible de faire trois pas sans dégouliner dans les rues de Bamako. Chaque action du quotidien, comme aller acheter de l'eau au bout de la rue, est une épreuve. Nous logeons dans une grande auberge aux murs jaunes du centre de la ville. Les Maliens qui nous y accueillent sont souriants et généreux. Nous, les Parisiens âgés d'une vingtaine d'années, sommes fascinés par leur joie de vivre et leur bonté.

Quelques jours avant notre départ pour Bamako, Barbara, Louise, une autre élève qui fait partie du voyage, et moi-même nous posons une question pratico-pratique : n'est-ce pas pénible d'avoir ses règles dans des conditions d'hygiène qui s'annoncent assez sommaires ? Louise nous suggère une idée qui me paraît alors pertinente : enchaîner les plaquettes de pilules sans interruption pour ne pas avoir ses règles. Ce n'est pas forcément une pratique des plus recommandables, mais je suis jeune et je vais au plus efficace.

Notre voyage dure un peu moins de deux mois, je n'ai que deux plaquettes à enchaîner. Problème résolu.

Nous passons six semaines au Mali. Sur place, je n'ai aucun appétit. Je me nourris quasi exclusivement de morceaux de pain. Dès les premiers jours, je vomis presque quotidiennement. Barbara et moi cherchons à déterminer les causes de mon état. Entre la chaleur étouffante, le changement radical de nourriture, le médicament contre le palu qui nous bousille l'estomac, les raisons peuvent être multiples.

Je vois bien que je fonds jour après jour. Je ne reconnais plus mes jambes ni mes bras. En un mois et demi, je perds six kilos. Quand je rentre à Paris, je flotte dans mes jeans. Ma mère me dit que j'ai perdu mon visage, que j'ai « une tête de moineau ». Je n'ai plus aucune énergie, le moindre geste devient un effort. Je dois marquer des pauses pour monter l'escalier de mon immeuble.

C'est désarmant de ne pas comprendre à ce point ce qu'il se passe dans son corps. Je prends rendez-vous au centre des maladies infectieuses et tropicales de la Pitié-Salpêtrière. La docteure qui me reçoit enchaîne toute une série de questions, de manière mécanique, et achève ainsi l'interrogatoire : « Vous n'êtes pas enceinte ? — Non. » La question ne se pose pas. Je prends la pilule depuis deux mois et je n'ai eu aucun rapport récemment. Quand elle palpe mon ventre, elle semble interloquée. « Ouch », lance-t-elle. Ça veut dire quoi, « ouch » ? Elle me prescrit toute une série de prises de sang. J'ai neuf de tension – ce qui explique que je peine à monter les escaliers – et je suis anémiée, me dit-elle.

Deux jours plus tard, j'arrive à la rédaction de Rue89, ce site d'information indépendant où je suis en stage d'été. Je pose à peine mon sac sur le bureau quand mon téléphone vibre. C'est la docteure de la pitié, qui va droit au but : « Euh, je suis désolée, mademoiselle, mais vous êtes enceinte. » Elle me le dit comme une sanction. Comme si elle jugeait le fait que je le sois sans le savoir. Je lui réponds que c'est impossible, factuellement impossible. C'est quoi cette histoire ?

Mon dernier rapport remonte à plus de trois mois, avec Clément, avec qui j'étais depuis deux ans. Mais notre relation est en « pause », on ne sait pas trop où elle va. Cette fois-là, j'avais pris la pilule du lendemain. Je me rappelle avoir lu sur la notice qu'elle était efficace dans 95 % des cas. Je ferais donc partie des 5 % ? Je serais donc enceinte depuis plus de trois mois ? Strictement rien dans mon corps ne traduit une grossesse. La médecin de la pitié me dit que je dois aller passer une échographie si je veux procéder à une interruption volontaire de grossesse.

C'est un véritable cauchemar auquel je veux mettre fin le plus rapidement possible. Je passe tout de suite une échographie près de la rue des Boulets, dans le 11e arrondissement. Lisa quitte les bureaux de M6 pour m'y accompagner. Lisa m'épaule toujours, tout le temps, dans tous les moments de ma vie. Au moment de l'échographie, je précise bien à ce gynécologue qui m'est inconnu que je ne veux pas voir l'écran. Je ne veux pas intellectualiser la chose, je veux que ça aille vite. En passant l'appareil sur mon ventre, le médecin lâche cette phrase abyssale : « Je suis désolée, mademoiselle, il est trop tard. Vous avez dépassé les délais légaux pour l'IVG en France. Vous êtes enceinte de plus de douze semaines. Je ne peux rien faire pour vous. »

Je ne pense malheureusement pas pouvoir trouver les mots pour dire ce que j'ai ressenti à ce moment précis. Encore aujourd'hui, tout cela me paraît surréaliste. Je tente de lui expliquer avoir enchaîné les plaquettes de pilules en raison de mon séjour au Mali, qu'il était ainsi logique que je n'aie pas mes règles, que je n'avais donc aucun moyen de me rendre compte que j'étais enceinte… Bref, une succession de choses aussi improbables les unes que les autres qui font que j'en suis arrivée là. Mais la genèse de l'histoire n'a plus aucun intérêt, le pourquoi du comment n'est déjà plus le sujet.

Lorsque je sors du cabinet, je tombe par terre dans le hall de l'immeuble. Quand le choc est si violent que le corps lâche soudainement. Plus tard, Lisa me racontera être tombée par terre, elle aussi, à l'annonce du décès de son père, survenu un an plus tôt.

J'ai le sentiment qu'on vient de me rouler dessus et que je dois me relever immédiatement. Une course contre la montre s'engage, je dois trouver une solution au plus vite pour mettre un terme à tout ça. Je rentre chez moi et pianote frénétiquement sur mon ordinateur. Je trouve très rapidement un centre à Londres qui accueille des femmes de toute l'Europe pour des IVG tardives. Le site est disponible en plusieurs langues et très pédagogique, tout est fait pour les cas comme les miens. La Grande-Bretagne est à l'époque le pays d'Europe où le délai légal d'avortement est le plus long, jusqu'à vingt-quatre semaines. C'est tellement bizarre d'aller chercher à l'étranger une solution qui est illégale chez soi, alors qu'on a le sentiment de ne rien faire de mal, si ce n'est de s'extirper d'une situation qui nous dépasse et nous enchaîne à vie.

Clément a de l'argent de côté et moi, j'ai la chance inouïe d'avoir des parents qui ne demandent qu'à m'aider, aussi bien moralement que financièrement. Comment font les femmes qui n'ont pas les moyens ? Elles se voient contraintes de donner la vie malgré elles, quitte à voir là leur défaite ? Moi, j'ai encore le choix, j'ai la possibilité de mettre fin à cette horrible parenthèse et, dans trois jours, tout sera redevenu comme avant.

Clément et moi partons pour Londres. Nous nous sommes remis ensemble sans même nous poser la question. On s'était manqué pendant mes deux mois au Mali, et les événements nous imposent d'être soudés. Nous n'avons que vingt et un ans, mais Clément a cette faculté déconcertante à tout relativiser, tout le temps. En plus d'être beau comme un dieu, je le trouve merveilleux. Il rit de tout et rien n'est grave. C'est parfois énervant et d'autres fois assez réconfortant.

Dans cette petite clinique aux couleurs brique, au milieu d'un parc verdoyant, tout est doux et calme. Comme un cocon qui viendrait combler le désarroi dans lequel se trouvent les femmes lorsqu'elles arrivent dans ce genre d'endroits. Le personnel est souriant. Ma situation me paraît si dingue que j'ai peur d'être jugée. Qui peut comprendre comment j'en suis arrivée là ? Mais personne ne semble se poser cette question, à part moi. Sur place, je ne trouve que de la bienveillance, c'est un havre de réconfort.

Une échographie est prévue avant de procéder à l'IVG. J'ai une crainte qui me paralyse et m'empêche de dormir la nuit, que le médecin me dise qu'« il est trop tard, mademoiselle », qu'il ne peut plus rien pour moi. Puisque tout dans cette histoire est cauchemardesque, j'imagine le pire. Je garde assez peu de souvenirs de la suite, l'IVG a été pratiquée sous anesthésie générale. Je me suis réveillée dans une chambre, dans un état vaseux, Clément à côté de moi. Ils m'ont servi un petit-déjeuner auquel je n'ai pas touché. Lorsque nous sommes arrivés sur le parvis de la gare de Saint-Pancras, Clément est allé s'acheter un burger. Moi, j'ai vomi.

Une fois dans le train retour, j'ai dormi contre lui tout le trajet. J'ai ouvert les yeux en arrivant gare du Nord, comme si j'avais vécu un mauvais rêve. Ça y est, c'était terminé. Je pouvais retourner à ma vie normale, à des préoccupations banales. Ma course contre la montre s'était achevée dans cette clinique londonienne.

Cette histoire m'a traumatisée. J'ai décidé ce jour-là de ne plus jamais en parler. C'était trop douloureux, trop long à expliquer, et, je dois le dire, j'avais honte.

Je me sentais responsable, coupable de n'avoir rien vu ni compris. J'avais jusqu'alors plutôt eu le sentiment d'être maître de ma vie et, cette fois, j'avais tout subi.

L'une des seules fois où j'ai fait exception à la règle que je m'étais fixée, c'était face à Cyril, mon mari. Lors d'un road trip en Argentine, au moment où nous traversions la pampa en voiture, je lui avais tout raconté d'un bloc, pour ne plus avoir à le faire. Cyril n'avait presque rien dit, comme souvent quand on lui raconte quelque chose de très intime ou d'un peu extraordinaire, il ne manifeste aucune réaction. Je sais qu'il m'a écoutée plus attentivement que personne ne l'aurait fait et qu'il n'en oubliera strictement rien. Mais il n'avait rien à ajouter. Il savait maintenant, c'était noté.

J'ai toujours détesté le terme « avortement », je le trouve moche, dur, abrupt. Je n'ai jamais réussi à l'employer me concernant. J'ai longtemps été fascinée par toutes celles qui racontaient avoir « avorté », qui le glissaient comme un fait parmi tant d'autres, au détour d'une conversation. J'admirais leur aisance à en parler quand, moi, j'avais pris soin d'enfermer cette histoire bien au fond de moi-même. Pour être sûre d'en faire un tabou absolu. Tout était bien cloisonné, jamais elle ne ressortirait.

J'étais tout autant fascinée lorsque j'ai suivi, en tant que journaliste politique, les débats sur la proposition de loi pour allonger le délai légal de recours à l'IVG de douze à quatorze semaines, adoptée définitivement par le Parlement en février 2022. Quand je voyais tous ces députés sexagénaires s'opposer au texte, je ne pouvais m'empêcher de me poser la question : que savent-ils des aléas de la vie d'une femme, qui fait que oui, elle peut ne pas être au courant de sa grossesse jusqu'à quatorze semaines, que oui, ces deux semaines-là comptent, et que leur empêcher le recours à l'IVG dans ce délai ne fait qu'envoyer les plus riches d'entre elles ailleurs en Europe ?

Depuis le décès de son père, Lisa dit souvent, au sujet des choses les plus douloureuses, que, « avec le temps, on s'habitue à tout ». Et les quinze ans qui me séparent de cette histoire m'ont permis de m'y habituer, ou en tout cas d'accepter qu'elle fasse partie de ma vie, quand bien même je n'ai jamais compris comment j'en étais arrivée là. J'ai mis au moins dix ans à digérer tout cela. Au fur et à mesure des années, le sentiment de honte s'est dissipé, presque naturellement.

Pour écrire ce livre, j'ai revu Clément, qui mène une vie heureuse en Suisse, il a deux enfants. Nous n'avions jamais reparlé de ce moment-là. Quand nous avons tenté ensemble d'en refaire le film pour se remémorer les détails, je me suis rendu compte que Clément non plus ne se souvenait quasiment de rien. Nous avions vingt et un ans, nous en avons aujourd'hui trente-six. La tendresse et la bienveillance que nous gardons l'un pour l'autre sont intactes.

J'aurais pendant longtemps préféré la torture à l'idée de raconter cet épisode de ma vie dans un livre. Si j'ai finalement choisi de le faire, c'est parce que je crois que cette histoire est étroitement liée à la manière dont j'ai vécu l'attente d'être enceinte dix ans plus tard. Et je l'ai compris au fur et à mesure de mes discussions avec Julie, qui m'a encouragée à en parler. De vingt à trente ans, j'ai vécu avec une peur viscérale de tomber enceinte. J'ai pris la pilule des années durant avec une rigueur de métronome. Je redoutais chaque jour l'étourderie qui pourrait m'être fatale. Je voyais toutes mes amies l'oublier de temps à autre, comme n'importe quelle femme. Il ne leur arrivait rien, et tant mieux. J'en ai tiré la conviction que je devais être très fertile, que je ne pouvais pas me permettre le moindre écart par rapport à mon mode de contraception. C'était pour moi une certitude : le jour où je voudrai tomber enceinte, je le serai.

La tentation du cobaye

Il n'y a qu'un seul homme avec lequel Julie n'a jamais eu à se poser de questions. Yoann, son meilleur ami. Lorsqu'ils se sont mis en couple à vingt-neuf ans, cela faisait déjà douze ans qu'ils faisaient partie du même noyau dur d'amis, constitué au lycée. C'était évident pour tout le monde, sauf pour eux.

Se mettre ensemble est une forme de saut en avant en terre pleinement connue. Ce garçon aux cheveux bruns et bouclés, aux grands yeux bleus et au regard si pénétrant, sait tout de Julie. Elle avait avoué sa singularité un dimanche après-midi dans la chambre de Yoann, en écoutant Jacques Brel, quand ils avaient à peine vingt ans. À ses plus proches amis – Lamia, Justine, Aurélien, Adrien, Clément, Momar, Mehdi, Clea et Maxime –, Julie avait aussi révélé son syndrome au fur et à mesure des années, au détour de conversations, au restaurant ou entre deux verres dans un bar. Sa bande à elle savait.

Avec Yoann, elle a presque eu l'impression de gagner du temps sur la suite. Lui-même a mis d'entrée de jeu le sujet sur la table : « Je prends notre couple et je le prends dans sa totalité. » Elle aussi sait tout de lui, de son air débraillé en permanence, de sa peur de se faire remarquer, de sa manière de fumer frénétiquement des cigarettes, de ses blagues calées si parfaitement à chaque coin de phrase.

Nous sommes en 2015, nous avons vingt-neuf ans. En quelques mois, nos vies ont pris un nouveau tournant. Julie est heureuse avec Yoann, elle a terminé ses études, pris un appartement dans sa ville natale d'Ermont et signé son premier CDI à la Mission locale de Franconville, où elle monte des projets socioculturels pour remobiliser des jeunes en décrochage scolaire. De mon côté, j'ai quitté *Le Journal du dimanche* pour *L'Opinion*, rencontré Cyril, acheté un appartement et sorti une biographie de Christiane Taubira. Julie et moi nous croisons de temps à autre sur des terrasses parisiennes, pour refaire le monde autour d'un verre de vin. Une à deux fois par an tout au plus, mais, chaque fois, c'est comme si on s'était vues la veille.

Les détails de nos nouvelles vies, plus construites et rangées, rappellent de plus en plus à Julie sa différence. La perspective de la trentaine la rapproche inexorablement de cet obstacle posé sur son chemin. Si elle veut avoir un enfant avec Yoann, que se passera-t-il ? Elle n'a pas une once de réponse à cette question. Même si elle aborde parfois le sujet avec Lamia et Justine, ses plus proches amies, elle le fait toujours avec très peu de détails et finit par lâcher un « on verra bien » en guise de conclusion. Que peut-elle dire de plus ? Avec le reste du monde, elle continue de faire comme si de rien n'était. Mais le sentiment de solitude la rattrape. Ses amies tombent enceintes les unes après les autres. Comment leur parler de son désarroi sans rompre la douceur de la parenthèse qu'elles sont en train de vivre ?

La situation commence à gentiment la dépasser. En pianotant dans Google « psychologue Ermont », Julie tombe sur la photographie d'une femme souriante aux cheveux châtain clair mi-longs, qui pose au musée d'Arts et d'Industrie de Roubaix, un endroit qu'elle adorerait visiter. Alors, elle la choisit sur ce détail qui lui parle.

Geneviève consulte chez elle, dans cette belle véranda remplie de plantes donnant sur le jardin fleuri de sa maison d'Ermont. L'endroit est lumineux, chaleureux et enveloppant, Julie, même avec un peu d'appréhension, s'y sent tout de suite bien. Assise les jambes croisées sur un petit canapé en osier recouvert de coussins beiges, elle lui raconte son histoire, sa malformation et toutes ses conséquences. La nécessité de parler est telle que Julie se confie facilement, sans même verser une larme, de manière pragmatique. Elle a juste besoin d'avoir un lieu de repli où elle peut tout dire, sans filtre, enfin.

Après trois quarts d'heure de discussion, Geneviève acte les choses : « J'accepte de vous accompagner. » Parce que c'est elle qui choisit ses patients et cette idée plaît à Julie. La douceur et le calme de cette femme toute menue l'apaisent, lui inspirent immédiatement confiance. Démarre ainsi une conversation qui durera des milliers d'heures et s'étalera sur plusieurs années.

Dans la tête de Julie, c'est de plus en plus clair. Elle n'est pas comme les autres femmes. Lorsqu'elle demande à son médecin traitant un certificat pour faire de la boxe, elle sait d'avance qu'elle va devoir parler de son syndrome. Comme beaucoup d'autres de ses confrères, la docteure V. ne le connaît pas. Julie tente une explication synthétique de sa malformation. Assise derrière son bureau gris dans cette pièce exiguë qui n'a rien d'accueillant, la médecin commence à la mitrailler de questions auxquelles elle n'a pas la réponse.

« Ça fait plus de dix ans que vous avez ça et vous ne savez pas l'expliquer ? Vous avez lu des choses dessus ?

— Non.

— Vous savez, il faut savoir comment est constitué son corps. C'est aussi un moyen de s'accepter. »

La docteure V. a raison mais elle manque cruellement de tact et d'empathie. Si Julie ne s'est jamais renseignée, c'est parce qu'elle n'a jamais vraiment su quoi faire de sa malformation. Elle l'a mise de côté. Mais, quinze ans plus tard, les larmes sortent de temps à autre, la prenant souvent de court. Julie se sent au mieux incomprise, au pire triste. Et parfois les deux. L'impossibilité pour elle d'avoir un enfant était jusque-là un obstacle lointain. À mesure qu'elle construit son couple avec Yoann, cela devient un problème très concret.

Pourtant, c'est peu dire qu'elle ne s'y attend pas lorsqu'un soir de l'été 2016, en vacances avec des amis à Sisteron, Yoann se lance. Le ciel est dégagé et les montagnes environnantes maintiennent une certaine fraîcheur. Leurs amis sont à quelques mètres d'eux, au coin du feu, où ils discutent inlassablement jusqu'au petit matin. Adossé à une voiture et cigarette à la main, il fait sa demande : « Veux-tu faire un enfant avec moi ? » La réponse est évidemment positive mais assortie d'une précaution. « Tu es sûr ? Tu sais dans quoi tu t'engages ? », questionne d'emblée

Julie, comme pour rappeler que, dans leur cas, il ne suffit pas d'un lit et d'être deux. Et d'ailleurs, elle n'a aucune idée précise de la manière dont ils pourront y parvenir. Yoann non plus, il a simplement la certitude de vouloir des enfants avec elle. C'est déjà beaucoup et sans doute suffisant.

Après cette cigarette et ces quelques mots, le sujet s'installe discrètement dans leur quotidien. Julie et Yoann passent des soirées entières à parler, boire des bières et regarder sur Internet les possibilités qui s'offrent à eux. Méthodiquement, ils établissent un classement des différentes options : l'adoption, la GPA ou encore la greffe d'utérus. En dernière position figure le fait de ne pas avoir d'enfants. Ce scénario, ils s'obligent à l'étudier. Mais l'un comme l'autre ne peuvent s'y résoudre.

L'adoption figure en avant-dernière position de leur classement. D'abord, il y a la longueur de la procédure, des années d'attente. Et Julie se pose beaucoup de questions sur l'identité de l'enfant. Comment construit-on une famille dans ces cas-là ? Être parent constitue déjà une responsabilité colossale. L'être d'un enfant adoptif implique selon eux des devoirs supplémentaires. Et même au-delà de ça, Julie ne se sent ni la maturité ni les épaules pour assumer tout cela.

Il faut dire aussi que tous deux ont une idée qu'ils ne parviennent pas à s'enlever de la tête. Puisque Julie ovule, la possibilité d'avoir un enfant qui est génétiquement le leur existe. Et tant qu'elle existe, ils ne peuvent y renoncer. C'est peut-être égoïste mais c'est ainsi.

Ils en sont là de leur réflexion quand un article du *Monde*[1] sur lequel ils tombent relate une expérimentation en cours ayant lieu au CHU de Limoges. Une équipe de médecins travaille à un protocole incluant huit femmes touchées par une infertilité utérine. Elles recevront l'utérus de donneuses en état de mort cérébrale. Le quotidien cite le syndrome MRKH dont Julie est atteinte, précise que la présélection des participantes est en cours et l'explique noir sur blanc : « Les transplantations d'utérus sont le seul traitement envisageable pour les infertilités d'origine utérine. »

S'imaginer avec l'utérus d'une autre femme est assez surréaliste, mais, après tout, si on le fait avec un rein, un foie ou un cœur, pourquoi pas un utérus ? Cette option permettrait à Julie de vivre une grossesse classique ou presque. Elle décide de retourner voir le professeur P. pour le sonder sur cette expérimentation.

---

1. « Feu vert pour les greffes d'utérus en France », de Sandrine Cabut, *Le Monde*, 6 novembre 2015.

Avant de se lancer corps et âme dans un projet qui lui semble relever de la science-fiction, elle a besoin de l'avis d'une personne de confiance.

Leur rendez-vous avec lui est le premier d'une longue série. Ils n'ont aucune idée de ce sur quoi il va déboucher, mais il y a ce jour-là une forme d'excitation. Julie et Yoann arrivent avec deux heures d'avance à l'hôpital de Créteil. Ils s'installent dans un restaurant italien sans prétention à deux pas. Assis face à face à une table recouverte d'une nappe vichy rouge et blanc, dans une salle au décor kitch et sans goût, Julie livre à Yoann le peu d'éléments dont elle dispose sur la GPA comme sur la greffe d'utérus.

Le professeur P. les reçoit à l'heure. Presque quinze ans plus tard, rien n'a bougé dans son grand bureau. Cet homme, qui avait été si doux face à Julie et ses seize ans, n'a pas changé. À peine quelques rides supplémentaires se devinent sur son visage. Sa chaleur humaine et son écoute attentive sont intactes. Le professeur P. leur donne les contacts directs des médecins de Limoges cités dans l'article du *Monde* et les informe qu'une autre expérimentation est en cours à Suresnes. Selon lui, ces protocoles peuvent être une solution à leur cas.

C'est à Suresnes que Julie et Yoann obtiennent une consultation en octobre 2016. Le professeur A. les reçoit à l'hôpital Foch, dans un bureau élégant et chaleureux. Il les accueille, fier et souriant. Eux sont plutôt sceptiques à ce stade, ils ont besoin d'être convaincus, rassurés, de se sentir accompagnés, en confiance. Chez cet homme à l'air déterminé et ambitieux, rien ne dépasse. Son bureau, où trônent fièrement ses diplômes, est aussi impeccable que son allure. Assis dans son grand fauteuil, il développe dans sa blouse blanche les différentes étapes de ce qui précède la greffe d'utérus jusqu'à l'implantation de l'embryon. L'utérus serait retiré du corps de Julie à la fin de la grossesse.

Les participantes au protocole doivent venir accompagnées d'une femme de leur cercle proche qui serait prête à faire don de son utérus. Cette dernière doit aussi présenter un groupe sanguin compatible avec la personne greffée. Elle doit avoir entre trente-sept et cinquante ans, et n'avoir jamais eu de cancer ni d'antécédents médicaux. On leur fait comprendre qu'ils doivent se dépêcher, car ils ne sont pas les seuls sur la liste d'attente.

Le tout leur paraît aussi spectaculaire que glaçant. Julie et Yoann sont certes impressionnés, mais surtout refroidis. En fait, l'échange avec le professeur A. les a décontenancés. Il ne correspond en rien à ce à quoi ils s'attendaient. Il est même à mille lieues de la douceur et du tact que requiert une telle situation. Ils ont le sentiment d'être des cobayes parmi tant d'autres, comme s'ils participaient à une émission de téléréalité dans laquelle les candidats les plus volontaristes seraient retenus. Ils y allaient déjà réticents, le contexte du protocole achève de les convaincre. Ils ne donneront pas suite. En tout cas pas ici et pas avec cette équipe.

Trois mois plus tard, en ce jour glacial de décembre, les yeux mi-clos et encore à moitié endormis, Julie et Yoann débarquent gare Montparnasse à l'aube. Dans le train, après avoir englouti un café et un pain au chocolat, ils finissent leur nuit. Direction Limoges cette fois, où se déroule la deuxième expérimentation. Ils sont presque heureux de cette petite virée dont ils n'ont parlé à personne. Julie et Yoann forment une équipe. Ils ont naturellement des hauts et des bas, parfois des incompréhensions, mais jamais ce sujet ne les éloigne. Au contraire, cette bataille commune les soude. Ils ont besoin d'être ensemble un peu tout le temps, plus que n'importe quel couple. L'un est pour l'autre la seule personne à tout savoir des tourments qu'implique ce combat si singulier qu'ils ont décidé de mener.

C'est le docteur G., cité dans l'article du *Monde*, qui les reçoit. Il est l'antithèse du professeur A. L'ambiance paraît plus saine, pas forcément dans la course à la recherche et au premier prix. Calme et à l'écoute, il prend le temps de leur expliquer le processus. Cette fois, l'utérus greffé provient de femmes en état de mort cérébrale.

Le discours qu'il leur tient est réaliste et décourageant. La greffe utérine est particulièrement compliquée et délicate. Il faut à la fois greffer les vaisseaux de l'utérus à ceux de la patiente receveuse, mais aussi relier le col au vagin de la patiente. « L'utérus a plusieurs particularités. D'une part, c'est un organe profond anatomiquement, et donc difficile d'accès. D'autre part, les vaisseaux qui le nourrissent sont très fins, ce qui rend le branchement très complexe », détaille le professeur G. La durée de l'opération chirurgicale varie entre neuf et vingt heures au total. Tout cela implique une hospitalisation de plusieurs jours et une convalescence de six à huit semaines.

À cela s'ajoute un traitement immunosuppresseur qui entraîne plusieurs risques, dont une baisse de l'action du système immunitaire. « C'est contraignant et cela peut être dangereux », prévient-il. Il propose à Julie de faire des analyses de sang afin de savoir si elle est éligible au protocole. Ils n'ont rien à perdre à passer cette première étape. Julie se fait prélever dix tubes de sang dans la foulée du rendez-vous.

Avant de reprendre le train, sous un ciel gris et bas, Julie et Yoann se réconfortent autour d'un déjeuner dans le centre-ville. Un hamburger pour Yoann, un tartare de bœuf pour Julie. Ils se projettent et énumèrent les pour et les contre d'un tel projet, qui supposerait de tout quitter pour venir s'installer plusieurs mois à Limoges, à trois heures trente de train de Paris. C'est toute leur vie professionnelle et sociale qui serait mise de côté. Le tout, avec une liste de risques non négligeables pour la santé de Julie. Elle s'en rend compte assez vite, elle n'est pas prête à faire subir cela à son corps. La possibilité de porter son enfant ne peut pas se faire au détriment de tout le reste. Être enceinte n'est pour elle ni un rêve ni un désir à combler. Elle ne cherche pas à tout prix à l'être. Ce qu'elle veut, c'est un enfant, son enfant.

De toute façon, le destin tranche pour eux. Julie apprend par un coup de téléphone, alors qu'elle est au travail, qu'elle n'est pas éligible au protocole, sans savoir pourquoi. Ce refus est douloureux parce qu'elle ignore ce qu'il traduit. Et c'est pour elle un échec. Sur toutes les possibilités qu'elle avait listées, l'une d'elles est désormais à rayer d'un trait sans qu'elle ait été maître de la décision.

C'est finalement le médecin de Suresnes qui les rappelle. Lui qui leur avait fait comprendre que les places étaient chères, recherche toujours des candidates. « Grâce à cette expérimentation, vous aurez vos règles ! » lance-t-il à Julie, comme s'il fallait y voir une occasion à ne pas rater. La phrase est hors de propos, pour ne pas dire très déplacée, et dans tous les cas indélicate. Elle ne donnera jamais suite.

Une bière et un prêt bancaire

C'est un bon chiffre, 4. Dans ma famille, nous sommes quatre. Ma mère, mon père, ma sœur et moi. J'ai toujours trouvé que c'était le format idéal pour être en voiture ou attablé au restaurant. Peut-être est-ce pour cela que j'ai toujours voulu deux enfants. Ça me paraît normal, naturel.

C'est avec Cyril que ce désir est devenu concret. Cette décision, nous la prenons lors d'un voyage en Argentine. Au cœur de l'hiver, nous passons trois semaines géniales à explorer les chutes spectaculaires d'Iguazú, les roches rouges près de Salta et le désert de San Pedro de Atacama, à la frontière avec le Chili. Nous revenons dans un Paris grisâtre, mais nous sommes heureux et bronzés. Nous avons cette décision en tête. Après l'été, nous ferons un enfant. C'est simple.

Je ne le sais pas encore mais l'horizon de Julie et Yoann commence enfin à s'éclaircir. Au terme d'un an de recherches, à recenser les ressorts intimes et éthiques que chacune des hypothèses soulève, ils en sont revenus à celle qu'on avait soufflée à Julie quand elle avait seize ans : la gestation pour autrui. Ils ne savent rien de cette pratique si ce n'est qu'elle est illégale en France et qu'elle consiste à avoir recours à une mère porteuse.

En mai 2017, ils se rendent au colloque de la principale association française qui milite pour la légalisation de la GPA. Elle a été fondée en 2006 par le premier couple à avoir obtenu la transcription des actes de naissance de leur jumelles, nées en Californie d'une mère porteuse quatorze ans plus tôt. Une décision inédite en droit français qui a fait d'eux les emblèmes de ce combat.

Sur la scène de cette grande salle aux dorures et moulures de la mairie du 3e arrondissement de Paris, ils délivrent un discours rodé, parfaitement argumenté, c'est leur sujet. Ils le connaissent par cœur. À leur colloque participent des médecins, psychologues, avocats, philosophes… Nous sommes en 2017, en pleine campagne présidentielle, mais la GPA n'intéresse aucun des candidats. À peine l'outsider Emmanuel Macron a-t-il été contraint de rappeler qu'il y était « foncièrement opposé » après une polémique sur ses propos supposément ambigus sur le sujet. Le candidat assure néanmoins que les enfants nés de GPA à l'étranger verront leur filiation reconnue à l'état civil français, suivant ainsi la jurisprudence européenne.

À la tribune, les témoignages se succèdent, des couples défilent pour dire qu'en un an et demi une GPA est parfois possible. Assis dans le public, Julie et Yoann regardent silencieusement ce nouveau monde qui s'ouvre à eux et entrevoient pour la première fois un espoir. Ils écoutent attentivement chaque intervenant. Un carnet Moleskine bleu nuit à la main, Julie prend des notes, comme lorsqu'elle était à la fac. Elle ne veut pas perdre la moindre information qui pourrait leur être utile. Ces prises de parole leur permettent d'intellectualiser le sujet, de répondre à certaines de leurs interrogations, de faire naître tout un tas de questions qu'ils ne s'étaient jusque-là jamais posées. C'est quoi, la filiation ? Qu'est-ce qu'autorisent les lois bioéthiques en France ? Quel pays pratique le droit du sol ? Autant de questions qui les amènent à se faire leur propre idée de ce qu'est la GPA et de tout ce qu'elle implique personnellement, éthiquement, financièrement… Julie et Yoann veulent un enfant malgré tout, mais pas à tout prix. Ils doivent pouvoir dormir la nuit et être en accord avec le cadre légal et éthique dans lequel se pratique cette technique.

Les informations sont multiples, floues, parfois incompréhensibles. L'ensemble est vertigineux. « Exequatur », « parents d'intention »... sont des termes inconnus qui leur seront bientôt familiers. Après chacune des réunions, qui se tiennent deux à trois fois par an, Julie et Yoann regagnent la gare Saint-Lazare, à pied généralement, main dans la main le plus souvent. Chaque fois, ils constatent qu'ils n'ont pas retenu la même chose. L'un est sûr que la transcription de l'enfant à l'état civil sera une étape sans embûche quand l'autre comprend l'inverse. Ils se disputent parfois, en rigolent à d'autres moments. Ça dépend de leur humeur et de leurs angoisses. Entre chaque réunion de l'association, ils fouillent sur Internet, tentent de remettre dans l'ordre les pièces de cet immense puzzle. Ils décident de prendre un rendez-vous avec celle qui a cofondé l'association avec son mari. Elle est atteinte de la même malformation que Julie, le syndrome MRKH. Peut-être ce format plus intimiste leur permettra-t-il d'y voir plus clair.

Cette militante de la GPA les reçoit dans son domicile de la banlieue parisienne, dans le Val-de-Marne. Ils s'installent autour d'une table dans un sous-sol aménagé, carrelage blanc et orchidée violette sur un meuble Ikea. Lorsque Julie et Yoann formulent leurs doutes, la réponse de leur hôte est surprenante. « Vous n'avez rien compris, tout est sur le site. Téléchargez les fiches pratiques et achetez notre bouquin. » C'est comme si cette femme quinquagénaire s'était tellement investie dans ce combat qu'elle n'avait plus le temps ni la patience de rentrer dans les détails. Yoann se fait aussi rembarrer car son vocabulaire n'est pas le bon. Quand on milite pour la GPA, on ne parle pas de « mère porteuse » mais de « femme porteuse ». Le changement de mentalité se niche aussi dans les subtilités du langage. C'est finalement tout sauf anecdotique que de ne pas désigner cette personne comme la « mère » de l'enfant.

Globalement, ce que comprennent vite Julie et Yoann, c'est qu'ils doivent se débrouiller seuls. Toutes les informations sont effectivement disponibles sur le site de l'association. Pourtant, ce dont ils ont besoin avant tout n'est pas une fiche pratique, plutôt de contacts humains. Certes, ils en parlent à leurs familles et amis, mais aucun de leurs proches ne peut vraiment les aider à ce stade tant leur projet est complexe et étranger à tous.

Grâce à l'association, ils rencontrent des couples qui sont parvenus à devenir parents après des années de procédure. Des messieurs et mesdames Tout-le-monde, souvent la quarantaine, qui pour certains, après plusieurs années d'échecs de FIV en France, se sont tournés vers la GPA à l'étranger. D'autres femmes sont atteintes du même syndrome que Julie. Avec eux, ils ont enfin accès à des expériences de vie et non plus à de la pure matière grise sur ce que constitue le principe même de GPA.

Pami les milliers de questions qui se posent à eux, il y a d'abord celle de savoir où aller. Sur le papier, tout un tas de pays pratiquent la GPA : la Grande-Bretagne, la Belgique, le Danemark, les Pays-Bas, la Russie, la Grèce, le Canada, l'Inde… L'état des lieux juridique dressé par l'association leur permet de se faire une idée. En fait, ils n'hésitent pas vraiment. Leur choix se porte tout de suite sur les États-Unis, pays qui leur paraît le plus fiable sur le plan éthique comme juridique. Ils visent plus précisément la Californie, État pionnier en la matière – la GPA y est légalisée depuis 1993.

Cet endroit répond le mieux à leurs doutes. Tout d'abord, les agences s'assurent que la femme porteuse, qui passe une série de tests psychologiques et physiques, n'est pas dans le besoin financier. Ensuite, au quatrième mois de grossesse, un avocat rend un jugement en parenté, qui confère l'autorité parentale aux parents dits d'intention, à savoir ceux qui portent le projet d'avoir un enfant. Le droit du sol qui prévaut aux États-Unis – selon lequel un bébé né sur le territoire américain prend automatiquement la nationalité américaine – permettra aussi à leur enfant d'avoir automatiquement des papiers d'identité français. Certains pays qui autorisent la GPA, comme la Russie, la Grèce ou l'Inde, ne délivrent pas automatiquement de passeport aux enfants nés de cette pratique. Ce qui engendre parfois de sérieuses difficultés lorsque les parents rentrent en France avec leur bébé, sans papiers.

Déterminer où ils vont est pour eux assez évident. Savoir combien cela va leur coûter l'est beaucoup moins. Les réponses qu'ils obtiennent des membres de l'association sont toujours évasives tant les tarifs sont aléatoires et les critères multiples. Et puis, sur le fond, la question financière reste un tabou. Déjà qu'en France on ne parle pas d'argent, mais dévoiler la rémunération d'une femme prête à porter un enfant qui n'est pas le sien est encore plus délicat. En plus de cela, le coût d'une GPA est extrêmement variable en fonction de l'État où elle est pratiquée, mais aussi des particularités médicales de chaque couple et, enfin, du profil de la femme porteuse.

Quand on finit par leur donner le chiffre approximatif de 100 000 euros pour une GPA aux États-Unis, cela fait déjà plusieurs mois qu'ils tentent de mettre un maximum de sous de côté. Ils ont 25 000 euros sur leur PEL, soit la somme de leurs économies respectives depuis leur plus jeune âge. En partie pour cette raison, Julie s'installe chez Yoann, là où il vit depuis toujours, à Sannois, avec son père. La maison jouit d'un petit appartement indépendant, ce qui leur permet d'économiser un loyer et tous les frais liés à un logement. Pendant tout un été, Yoann avait soigneusement réaménagé ce deux-pièces à l'étage de la maison dans l'espoir que Julie se sente autant chez elle que lui.

Julie gagne 1 700 euros net par mois, Yoann aux alentours de 2 000 euros. Autant dire que, sans contracter un prêt bancaire, ils n'y arriveront jamais. Ils prennent donc chacun rendez-vous avec leur conseillère avec une stratégie plutôt simple en tête : dire la vérité.

Premier rendez-vous avec la banquière de Julie. Une jeune femme, tailleur gris et chemise blanche, les reçoit dans un bureau impersonnel et minuscule de l'établissement. Elle les accueille chaleureusement et leur propose un café, comme pour mieux engager une bonne transaction ! Julie se lance et annonce la couleur. S'ils ont besoin d'argent, c'est pour avoir recours à la GPA aux États-Unis. De manière totalement improbable, leur histoire fait écho à la sienne, elle-même est en plein parcours de PMA pour avoir un enfant. « Je vous comprends très bien. Ça va être compliqué de donner le motif réel de votre prêt mais je trouverai une solution », leur promet-elle. Julie et Yoann sont abasourdis, ils n'auraient jamais osé espérer un truc pareil. Ils ont l'impression de gravir d'entrée de jeu l'une des marches les plus hautes qu'ils aient à franchir. Mais, quelques semaines plus tard, Julie apprend au détour d'un coup de fil à la banque que cette conseillère est en arrêt maladie. L'une de ses collègues, visiblement dans la confidence de leur dossier, leur explique qu'elle est tombée enceinte. C'est une grossesse à risque, elle ne peut plus travailler. Une porte se ferme. *Next.*

Deuxième rendez-vous, avec la conseillère de Yoann cette fois. Une petite femme, toute mince, hésitante et farouche, les accueille. Comme convenu préalablement entre eux, Yoann doit à son tour se plier au redoutable exercice de tout mettre sur la table. Au fur et à mesure qu'il déroule son récit, le visage de la conseillère se décompose. Elle est livide et mal à l'aise, ne sait pas quoi leur dire, si ce n'est que ça va être compliqué.

Elle finit par leur proposer une assurance-vie. Merci mais non merci. Une deuxième porte se ferme.

Pourtant, c'est tout sauf un drame. Julie et Yoann mettent assez peu d'affect dans leur recherche d'argent. Après tout, ce n'est que matériel. S'il faut faire le tour des banques de France, ils le feront. Quelqu'un finira bien par les aider. « Je connais un juriste qui peut quelque chose pour vous », « J'ai une pote qui travaille dans le droit international », « Vous voulez que je vous présente un spécialiste du droit de la famille ? »… Leurs proches font tout ce qu'ils peuvent pour leur être utiles.

Au beau milieu de toutes ces connaissances lointaines, ils finissent par tomber quelques mois plus tard sur celui qu'il leur faut. Un ami d'ami de Yoann, Redouane, est banquier. Il leur propose de les recevoir, chez lui, de manière informelle, dans son petit pavillon du Val-d'Oise, un vendredi soir du printemps 2017. Un peu enrobé, il a quelque chose d'attachant, il est tendre et mignon, on a presque envie de se blottir dans ses bras. Sa femme et sa fille sont dans le salon. Eux s'installent sur la table de la salle à manger, autour d'une bière. Ils ont gentiment préparé l'apéritif, comme s'ils recevaient un couple d'amis à dîner. Julie et Yoann ont leurs fiches de paie et les copies de leurs papiers d'identité sous le bras.

Derrière ses petites lunettes, dans son costume gris et sa chemise blanche, Redouane déroule son plan. Dans la mesure du possible, il tentera d'obtenir un prêt de 75 000 euros chacun, ce qui leur permettrait de ne pas toucher à leurs économies. Il est aussi réaliste. Au vu de leur situation – Julie est depuis peu en CDD et Yoann est intermittent du spectacle –, il doute que cela soit possible, mais il va tout faire pour. Il leur dresse la liste des documents à lui transmettre dans les jours à venir. Avec lui, tout paraît simple, même les centaines de conditions en notes de bas de page semblent anecdotiques. Son rire dédramatise chaque obstacle potentiel.

Après quelques parts de quiche avalées, la conversation s'oriente vers la GPA. Redouane et sa femme, Clara, veulent comprendre les ressorts de l'aventure dans laquelle ce couple d'inconnus, avec qui ils partagent un verre ce vendredi soir dans leur salon, se lance. « Comment vous choisissez la personne ? », « Combien est-elle payée ? », « Vous avez le droit de la voir ? », « Vous devrez aller combien de fois en Californie ? » Souvent, Julie et Yoann n'ont pas de réponse, mais au moins cette discussion leur permet d'être confrontés aux questionnements des autres. À eux d'expliquer pourquoi et comment on en arrive à faire le choix d'avoir recours à une pratique méconnue et illégale. Les deux banquières mis à part, c'est la première fois qu'ils parlent de leur projet à des personnes qui ne leur sont pas intimes. Et, finalement, ce n'est peut-être pas plus mal de dire la vérité pour faire connaître la pratique et la banaliser.

Quelques jours plus tard, Redouane appelle Yoann. Il n'a pas pu obtenir deux prêts de 75 000 euros, mais un seul. C'est certes insuffisant mais la GPA leur est désormais accessible. Ils souscrivent par une signature électronique à un crédit de 75 000 euros ! Plus tard, ils offriront à cet homme qui a changé leur vie une bouteille de rhum et un cadeau pour sa fille. Sans lui, Julie et Yoann n'auraient peut-être jamais eu d'enfant.

Pour atteindre les 125 000 euros dont ils ont besoin, ils vont rassembler toutes leurs économies personnelles. Chaque mois, ils mettent de côté tout ce qu'ils peuvent, même 50 euros. C'est toujours ça de pris. Leurs familles respectives les aident à boucler le budget prévisionnel qu'ils ont établi, telle une PME familiale. Quelques mois après avoir obtenu l'accord de la banque, ils parviennent à avoir la somme nécessaire !

Dans la tête de Julie et Yoann, pourtant, il s'agirait presque d'une formalité. L'un comme l'autre ont toujours pensé que la question financière ne serait pas un sujet. Non pas qu'elle ne se posait pas, ils savent pertinemment que sans cela rien n'est possible. Mais qu'une raison purement matérielle les empêche d'avoir un enfant leur paraissait tout simplement impensable. Cette rencontre improbable avec ce banquier sorti de nulle part leur permet de balayer cet obstacle qui ne pouvait pas en être un. C'est réglé et inespéré.

Regarder les mois passer

Le soleil brille à Lyon en ce samedi du mois de septembre. Cyril et moi sommes sur le parvis de la basilique Notre-Dame de Fourvière, en week-end avec des amis. Je vais m'asseoir sur le bas-côté, je n'ai plus vraiment goût à la visite. Je viens de me rendre compte que j'ai mes règles. Je suis déçue et surprise de l'être. En soit, ce n'est absolument pas grave et même complètement normal. J'ai retiré mon stérilet il y a un mois, nous commençons à peine à essayer d'avoir un enfant. La probabilité que cela marche du premier coup est très faible.

En dépit du bon sens, j'étais pourtant convaincue que je tomberais tout de suite enceinte. Je l'avais été sans le vouloir, alors pourquoi ce ne serait pas le cas, maintenant que je fais tout pour y parvenir ? C'est troublant. J'avais cru me lancer dans l'aventure en me disant « On verra ». Rien du tout. Je n'ai malheureusement pas cette légèreté. Non seulement l'envie est bel et bien là, mais elle s'accompagne aussi d'une impatience et d'une inquiétude que je ne me soupçonnais pas.

À partir de ce moment précis, je regarde chaque mois passer comme autant de temps écoulé où je n'arrive pas à être enceinte. J'attends dans le vide et, contrairement à toutes les autres peines, elle ne se matérialise pas, je ne suis pas en deuil, je n'ai aucune échéance en tête, j'attends simplement quelque chose qui n'existe pas. C'est en lisant ces phrases du livre d'Adèle Van Reeth, *La Vie ordinaire*, en pleine écriture du mien, que je prends conscience que c'est l'une des choses qui ont été pour moi le plus difficiles, cette peine face au néant, au fait qu'il ne se passe absolument rien. « Le délire est à son comble quand l'attente est celle d'un amant qui n'a pas été rencontré ou d'un enfant désiré qui n'est pas encore conçu. Tout est encore possible, et c'est le drame pour celui qui attend : le possible implique la possibilité de l'impossibilité, et s'il n'arrivait jamais ? Le délire fait décrocher du réel et plonger dans l'angoisse (comprise comme la peur de ce qui n'est pas réel ou qui n'a pas d'objet). La nature de l'attente d'un enfant in utero peut faire délirer mais elle ne rend pas fou car le terme est indubitable[1]. »

---

1. *La Vie ordinaire*, Gallimard, 2020.

C'est précisément ce qui me tétanise. Combien de temps vais-je passer à attendre ? Et si je ne tombais jamais enceinte ? Et si nous ne pouvions pas avoir d'enfant ? Cette question, je me la suis posée 3 500 fois. Et je crois que c'est le propre de l'angoisse que d'imaginer le pire scénario et de lui accorder du crédit, de l'énergie et du temps. Je lis des tas d'articles sur l'infertilité, l'attente, le désir d'enfant... J'achète le livre d'Élise Karlin et Sylvie Epelboin, *J'ai longtemps cru qu'il suffisait d'être deux*. La lecture sur ces sujets est mon seul réconfort.

Ma vulnérabilité me pousse à saisir n'importe quelle solution qui pourrait améliorer ma fertilité. Je n'ai rien à perdre. Comme beaucoup de femmes qui essaient d'être enceintes, je vais voir une acupunctrice. On a toutes une amie d'amie qui a fait de l'acupuncture et qui est tombée enceinte juste après. Elle me met des aiguilles partout, même une sur le crâne, elle les fait chauffer avec de l'encens, toute la pièce est enfumée. Je déteste l'encens. Qu'est-ce que je fous là ? Elle ne me parle presque pas. Quand je lui demande comment ça marche, elle me répond : « C'est très compliqué l'acupuncture. » OK. Elle me prescrit un traitement à base d'homéopathie, en me disant que c'est censé me donner de l'énergie et « tout nettoyer niveau gynéco ». Je ne sais pas trop ce que ça veut dire mais puisqu'elle n'a pas l'air d'avoir très envie de me l'expliquer, je m'en contente. Quand je ressors de son cabinet du 11e arrondissement, j'ai la tête qui tourne, comme si j'avais fumé un joint. Cette sensation me rappelle furieusement le lycée, sauf que nous sommes un mercredi matin et que ma journée est ponctuée de plusieurs rendez-vous et d'un papier à écrire…

La pire de mes expériences demeure ce spécialiste de la médecine chinoise, qui nous est recommandé par une amie de Cyril. Dans son cabinet de la rue de Courcelles, il me pose quelques questions et me balance son verdict lorsque je lui dis que Cyril a quarante-cinq ans : « Vous n'aurez jamais d'enfant, il est trop vieux ! » Comment peut-il s'autoriser à me dire un truc pareil ? Il n'a pas fait le moindre examen médical, pour qui il se prend ? C'est la dernière fois que je m'en remets à quelqu'un qui n'est pas médecin. Le sujet m'affecte beaucoup trop pour que je me permette d'écouter les verdicts des uns et des autres basés sur rien d'autre que leur intuition.

Je tolère d'autant moins mon impatience qu'elle me paraît tout à fait illégitime. Combien de couples patientent des années ? Je ne peux objectivement pas me plaindre. Ça fait trois ans que Julie déploie toutes ses forces pour avoir un enfant, et moi, au bout de quelques mois à peine, j'en fais une obsession. Mais c'est plus fort que moi, chaque mois, je redoute le moment où je vais avoir mes règles. À chaque déception succède automatiquement un nouvel espoir. Tout redevient possible dans les jours suivants. C'est un éternel recommencement que je souhaiterais briser.

Mon corps devient une machine dont j'ausculte les signaux faibles. Au mois de février, j'ai plus de quatre jours de retard dans mes règles. Ça ne m'arrive jamais. Évidemment, je suis à peu près sûre d'être enceinte. Je m'imagine déjà le dire à mes parents, à ma sœur, à mes amies. Poitrine gonflée, faim, fatigue… Les symptômes d'une grossesse sont extrêmement similaires à ceux des règles. Tout est pareil en fait, impossible de faire le tri. Quand je sens la douleur des règles qui se propage dans mon bas-ventre, la chute est brutale. C'est un lundi matin, je vais au travail et j'ai le sentiment d'avoir reçu une claque. Le pire, c'est que je me la suis moi-même infligée en plaçant des faux espoirs pour quatre jours de retard. Je me sens tellement ridicule, je m'en veux d'y avoir cru et d'être globalement incapable de gérer mes déceptions.

J'ai trente-deux ans et les annonces de grossesse pleuvent autour de moi. J'en viens à les redouter, à me demander qui sera la prochaine pour tenter de m'y préparer. Quand certaines de mes plus proches amies me confient être enceintes, je pleure. Parce que je suis heureuse pour elles mais aussi, je dois bien l'admettre, parce que leur bonheur me renvoie à mon désarroi. J'ai honte de mon égoïsme. J'ai l'impression de devenir, malgré moi, comme tous ces gens qui ne voient dans les histoires des autres que les reflets des leurs.

Je reste convaincue qu'il y a un problème. Je sais que je suis fertile, je n'ai pas pu tomber enceinte si vite par le passé pour avoir aujourd'hui autant de mal à y parvenir. Pour Cyril, il n'y a même pas de sujet. Ça finira par arriver, il faut juste un peu de patience. Il tente souvent de me rassurer. Sa tranquillité m'apaise la plupart du temps, et m'agace parfois. Nos discussions ne permettent pas toujours de faire redescendre la tension qui s'est installée entre nous à ce propos. Pour la première fois, je vois qu'on peine à se comprendre. C'est désagréable, mais peut-être inéluctable ?

Sur le papier, il a raison, un couple met en moyenne sept à huit mois à faire un enfant et je n'ai pas attendu ce délai pour m'inquiéter. Mais ces éléments purement rationnels ne me parlent pas. Ce que je voudrais, c'est faire des tests de fertilité pour savoir si quelque chose cloche chez nous. Cyril trouve cette étape prématurée.

Nous parvenons à nous mettre d'accord sur un compromis : nous sommes en février, nous ferons des tests au mois de juin. Cela fera alors dix mois que nous essayons d'avoir un enfant. Lui juge ce délai raisonnable quand ça me paraît être le bout du monde.

« Félicitations ! »

Il y a les autres, pour qui les choses semblent aller si vite. Et il y a Julie. Les autres n'ont rien eu d'autre à faire que de laisser la nature œuvrer, tout simplement. Que ce soit ou non une injustice n'est presque pas le sujet. C'est de toute façon une réalité qu'il faut accepter. En spectatrice à la fois heureuse et désolée, Julie regarde ses amies devenir mères les unes après les autres.

Les mêmes scènes se reproduisent, dans un restaurant ou un café pour annoncer la nouvelle. Embrassades, joie, sourires, félicitations. Chaque fois, le bonheur absolu et la tristesse enfouie cohabitent parfaitement chez elle. Sa douleur, elle n'en parle pas, de peur de parasiter ce précieux moment de la vie de ses amies. C'est peu dire que les neuf mois à leurs côtés ne sont pas toujours simples.

Un samedi soir, dans un vaste appartement parisien où une soixantaine de personnes discutent, fument et dansent, Julie et Yoann passent de pièce en pièce, de cette immense entrée à la grande cuisine jusqu'à ce vaste salon. La lumière est tamisée, la musique et les centaines de conversations forment un joyeux brouhaha. Chacun fait sa vie. Julie retrouve deux de ses amies, deux femmes enceintes. Elle est la seule à avoir une bière à la main. Inexorablement, la conversation bifurque sur leur grossesse. « Ça se passe bien ? Tu l'as senti bouger ? Pas trop fatiguée ? Tu es à combien de semaines aménorrhées ? » Au milieu, Julie a envie de disparaître, elle scrute rapidement la pièce pour trouver Yoann du regard et s'échapper comme si de rien n'était. Elle ne sait même pas ce que « aménorrhée » signifie et, quand bien même elle le saurait, elle n'a rien à dire. Pourtant, elle reste là, debout, figée, incapable de prendre une décision, comme si ses pieds étaient scotchés au parquet. Elle tente de cacher sa gêne par un sourire rassurant, elle acquiesce mécaniquement, comme si elle participait activement à la discussion. En réalité, elle a déjà arrêté de les écouter.

Des moments comme celui-ci, il y en a tout le temps et Julie ne sait jamais quoi faire d'elle-même. Les mêmes conversations reviennent sans cesse. Un jour sans fin. Elle finit par préparer des phrases toutes faites pour s'intégrer de temps à autre à la discussion, l'air de rien. Des questions généralistes, pour ne pas avoir trop de détails en retour : « Tu t'arrêtes quand de travailler ? Et tu as envie de faire quoi de ce temps libre ? Vous avez trouvé un prénom ? »

Aux plaintes les plus classiques – « Je n'en peux plus d'être enceinte » –, Julie ne sait jamais quoi répondre. Aux confidences de celles qui se sont fait surprendre – « Ça n'était pas prévu, ça n'était pas voulu » –, non plus. Toutes ces remarques sont plus que légitimes, mais Julie a du mal à les entendre. Elle est enfermée dans un processus si laborieux qu'il reste difficile d'écouter une amie se désoler d'être tombée enceinte six mois trop tôt. Mais Julie ne s'est jamais autorisée à le dire. Elle peine à déterminer si c'est de la colère ou de la tristesse qu'elle ressent dans ces moments-là. Peut-être les deux.

Il y a un endroit précis où l'angoisse l'emporte sur le reste, la maternité, où Yoann et elle se rendent parfois. Elle a la sensation de regarder les autres devenir femmes. Témoin silencieux, elle écoute tour à tour ses amies, qui ont le sentiment de vivre quelque chose de si spécial. Son quotidien à elle reste désespérément inchangé. Au moins a-t-elle le temps d'en revenir aux questions les plus fondamentales : veut-elle vraiment un enfant ? Dans quelle mesure cette envie n'est-elle pas liée au fait de ne pas pouvoir en porter ? Jusqu'où est-elle prête à aller pour en avoir ?

Pour combler le vide, Julie essaie de se convaincre que, finalement, ce n'est pas si mal de ne pas être enceinte. Au moins elle ne prendra pas de poids. Dans le fond, elle s'en fout royalement de grossir. Mais elle tente de trouver des avantages à la situation pour la rendre plus acceptable. Cette grossesse, elle la vivra au même niveau que Yoann, comme un garçon en fait, spectatrice et non actrice. C'est en tout cas ce qu'elle croit à ce moment-là.

Pendant des mois, Julie bannit les réseaux sociaux pour ne plus être spectatrice des fils d'actualité des jeunes parents et des pubs sponsorisées et ciblées pour son âge. Quel enfer ce marketing qui nous propose des couches quand on n'a pas d'enfant... En revanche, elle passe beaucoup (trop ?) de temps à lire les commentaires des anti-GPA sous les articles du site du *Monde* ou de *Libération*, afin d'identifier leurs arguments et de préparer les réponses à ceux qui ne comprendront pas son choix, lorsque, enfin, son tour viendra.

Viendra-t-il seulement ? Julie ne croit pas en Dieu ni en quoi que ce soit, à vrai dire. Mais elle repense parfois à cette scène improbable vécue dans le RER

C cinq ans plus tôt. Une dame âgée, l'air mystérieux, était venue s'installer en face d'elle dans cette rame totalement déserte et lui avait lâché, sans autre explication : « Ne vous inquiétez pas pour ça, vous aurez deux enfants. » Julie n'a jamais su pourquoi cette drôle d'inconnue était venue lui asséner un truc pareil, mais si elle le disait, peut-être que c'était vrai. Il faut bien se raccrocher à quelque chose quand on n'a rien.

« Vos billets sont remboursables ? »

C'est ce qu'on appelle une sommité. Le professeur L. est l'un des plus grands spécialistes français de l'infertilité, auteur de plusieurs livres sur le sujet. Ce gynécologue-obstétricien reçoit Julie et Yoann, un jour d'octobre 2017, dans son cabinet du 16e arrondissement de Paris.

Le personnage est étonnant. Sa dégaine est improbable. Combien de chemises porte-t-il simultanément sur lui ? Dans ses mains, un stylo avec des spermatozoïdes dessinés dessus. Julie lui dit être atteinte du syndrome MRKH. « Vous êtes la troisième aujourd'hui », lâche-t-il derrière ses petites lunettes rondes. Il veut comprendre son cycle, difficile à disséquer en raison de l'absence de règles. « Avez-vous déjà eu mal aux seins ? Avez-vous déjà remarqué des symptômes particuliers chez vous ? » Julie n'a jamais noté de quelconques changements. D'une manière générale, elle n'a jamais vraiment écouté son corps.

En cinq minutes, Julie et Yoann sont bombardés de questions et d'ordonnances en tout genre. Le professeur L. est probablement très performant, mais l'aspect humain est négligé, et le sera tout autant par la suite. Un quart d'heure, 123 euros. Et encore plus de questions sans réponse. La seule chose qu'ils comprennent, c'est qu'ils doivent aller faire des analyses dans la foulée du rendez-vous. Au laboratoire, l'accueil de l'assistante médicale n'est pas plus délicat :

« Quelle est la date de vos dernières règles ?

— Je n'ai jamais eu mes règles.

— Alors pourquoi vous venez ? »

La question est aussi rhétorique que violente. Oui, elle a un cycle menstruel comme n'importe quelle femme. Non, elle n'a jamais eu ses règles. Les larmes de Julie renvoient l'interlocutrice à sa maladresse.

Comme les couples engagés dans des parcours de PMA, Julie et Yoann se soumettent à une batterie de tests de fertilité. Les premiers résultats montrent que Yoann n'a aucun problème. C'est déjà ça. En parallèle, les rendez-vous avec le professeur L. se succèdent. Chaque fois, ils durent une poignée de minutes. Yoann et Julie ne trouvent ni la place ni l'opportunité pour poser leurs questions. Julie passe une échographie vaginale pour compter le nombre de follicules dont elle dispose. Et le premier constat est sévère : sa réserve ovarienne est faible. Il s'accompagne de cet ultimatum du docteur L. : « C'est urgent, il faut partir dans l'année. Je croise les doigts pour vous, c'est la dernière chance de votre vie. »

Quand elle sort de ce rendez-vous, Julie est en colère. Elle tombe de haut, elle aurait aimé savoir plus tôt que le temps lui était ainsi compté. Elle est suivie depuis ses seize ans, mais jamais les multiples professionnels de santé qu'elle a pu rencontrer ne lui ont dit de vérifier sa réserve ovarienne, constituée pour chaque femme depuis sa naissance. Même dans ses cours de sciences de la vie de la Terre au collège ou au lycée, elle n'a jamais entendu parler de ça.

Nous sommes en janvier 2018. Face à ce constat d'urgence, Julie et Yoann n'ont plus d'autre choix : ils doivent partir cet été en Californie pour que soient prélevés les ovocytes de Julie, ce qui permettra ensuite de créer des embryons in vitro avec les spermatozoïdes de Yoann.

Paradoxalement, c'est comme si soudainement les choses allaient trop vite pour eux. Ils ne sont pas prêts à ce coup d'accélérateur. Heureusement, le choix de l'agence en Californie est déjà arrêté. Sur la page d'accueil du site apparaissent en gros plan quatre beaux bébés et ce slogan : « Là pour vous aider à construire la famille de vos rêves ». À côté d'une photographie d'un couple parfait avec un bébé parfait, l'agence propose d'« accomplir une grossesse avec les technologies de reproduction les plus avancées de nos jours ».

Emelyn, coordinatrice internationale, interprète français-anglais, est désormais leur interlocutrice. C'est avec elle qu'ils doivent programmer la première phase du protocole, à savoir la création de leurs embryons. Pour cela, il faut d'abord déterminer les phases du cycle de Julie.

Une fois par semaine, à 6 heures du matin, avant d'aller travailler, elle se rend dans le 16e arrondissement de Paris, arrêt avenue Foche. En plein hiver, le RER C dès l'aube n'est pas des plus chaleureux. Yoann l'accompagne systématiquement, pour rendre le moment un peu moins pénible, mais surtout parce qu'il considère que c'est son rôle d'être là, que ça le concerne autant que Julie. Ils finissent par transformer cette contrainte hebdomadaire en un rituel réconfortant. À leur retour, ils s'arrêtent prendre un petit-déjeuner à la brasserie Paris-Enghien, qui fait face à la gare, avant de se séparer et de commencer leur deuxième journée.

Une fois le cycle de Julie disséqué de fond en comble, l'agence américaine établit un calendrier précis des dates de stimulation, qu'elle devra commencer en France en juillet, avant de s'envoler pour les États-Unis, où ses ovocytes devront être prélevés entre le 27 et le 29 juillet. Tout est calibré au jour près.

Durant les jours précédant leur vol pour San Francisco, Julie se pique quotidiennement dans le ventre pour stimuler ses ovaires. Elle choisit de le faire chaque jour à 22 heures, heure française, ça sera donc à 14 heures une fois arrivée aux États-Unis. La première fois, Yoann lui lit scrupuleusement la notice et Julie s'exécute, comme si elle suivait les consignes d'un tuto. Elle finit par se piquer elle-même, c'est simple et indolore. Mais elle redoute que ces injections d'hormones ne perturbent son quotidien, tant les effets secondaires sont multiples (prise de poids, nausée, ballonnements, changement d'humeur...). Elle n'a en réalité rien de tout ça. Elle est même étonnamment sereine.

Quatre jours avant le départ, ils se rendent une dernière fois chez le professeur L. Ils ont du mal à croire ce qu'ils entendent de sa bouche : « Vos billets sont remboursables ? Ça ne vaut pas le coup.

Votre corps ne réagit pas aux stimulations. On verra ce que ça donne lors du prochain cycle. » Julie et Yoann ne comprennent plus rien. Comment peut-on passer d'une telle urgence à l'attente ? Avant qu'ils ne quittent le cabinet, la secrétaire jette un œil à leur dossier : « Alors, qu'est-ce que vous faites ? », comme s'il s'agissait de reporter un dîner. Ils ne savent même pas quoi répondre à cette question.

Une fois dehors, Julie et Yoann sont désemparés. Ils s'assoient sur un bout de trottoir, Julie pleure, de colère surtout, contre le professeur L., contre sa secrétaire. Se rendent-ils compte de ce qu'ils leur demandent ? Pensent-ils vraiment qu'ils peuvent soudainement renoncer à tout après avoir engagé tant de choses ? Ils ont acheté leurs billets d'avion, ils ont loué un appartement et réservé une voiture, des milliers d'euros ont été déboursés... Et pour économiser une poignée de dollars, ils n'ont souscrit à aucune assurance annulation. De toute façon, ils partiront. Tant sur le plan financier que psychologique, une marche arrière est impensable.

Passant outre les conseils du professeur L., Julie et Yoann passent à la prochaine étape, comme ils avaient prévu de le faire. Lorsqu'ils vont acheter la piqûre qui déclenche l'ovulation, la pharmacienne demande à Julie sa carte Vitale. Mais elle n'est pas dans un parcours PMA, il n'y a donc aucune prise en charge par la Sécurité sociale. Dans sa blouse blanche, la pharmacienne ne pose plus d'autres questions, elle a sans doute compris. « 2 000 euros, s'il vous plaît », leur demande-t-elle. Julie et Yoann écarquillent les yeux, ils ne s'attendaient pas à une somme pareille. Même la cliente à côté d'eux les regarde d'un air éberlué. Qui dépense 2 000 euros au comptoir d'une pharmacie ? Julie a gardé le ticket en souvenir.

Viva Las Vegas !

21 juillet 2018, Julie et Yoann s'envolent pour San Diego. Bizarrement, leur espoir et leur détermination restent intacts. À la plupart de leur entourage, ils se sont contentés de dire qu'ils partaient en vacances d'été aux États-Unis. Tout le monde trouve ça trop cool. Seuls leurs proches savent que, s'ils vont là-bas, c'est en réalité pour créer leurs embryons.

Vingt-quatre heures après leur arrivée, Julie et Yoann se rendent à l'agence de GPA, située à quarante kilomètres de San Diego. La clinique privée est au milieu d'une zone commerciale, entre des fast-foods, des magasins de donuts et de fringues. Elle est agrémentée par une immense fontaine entourée de palmiers gigantesques. Tout est impeccable, on se croirait dans une série américaine bien léchée. Dans cette salle d'attente aseptisée, aux lumières tamisées et aux murs sombres, est diffusée de la musique censée être relaxante. Mais c'est plutôt l'effet inverse que cette drôle d'ambiance leur procure. Un autre couple de Français patiente aussi. « Ce n'est pas rien tout ça… », glisse l'homme, d'une quarantaine d'années. Il semble dépassé par la situation. C'est presque rassurant de constater qu'ils ne sont pas les seuls à être perdus.

Lorsque la porte du bureau s'ouvre, Julie et Yoann voient pour la première fois Emelyn et le docteur A., ces deux personnes qu'ils n'avaient jusqu'alors aperçues qu'à travers leur écran d'ordinateur. Cette femme au carré blond impeccable, sourcils tatoués et visage botoxé, développe, illustrations à l'appui tel un roman-photo, les étapes du protocole pour créer les embryons.

Elle leur montre aussi les différents « packages » possibles pour optimiser les chances d'avoir un embryon qui ne présente aucun défaut génétique. Le dépistage génétique préimplantatoire – qui permet de détecter la trisomie 21 et de déterminer la viabilité de l'embryon – est inclus dans le contrat type à 6 500 dollars auquel Julie et Yoann ont souscrit pour créer leurs embryons.

C'est avec un naturel déconcertant que le docteur A. leur présente chaque option et son coût, un peu comme s'ils étaient au marché, pour s'assurer de la perfection de l'embryon. Il est même possible de connaître la couleur des yeux du futur bébé. Julie et Yoann sont scotchés. Ils ont envie d'exploser de rire, c'est nerveux, mais ils se contiennent. Le choc des cultures.

Dans les documents à remplir se posent des questions qui ne leur ont jamais traversé l'esprit. Que faites-vous de vos embryons en cas de séparation ? En cas de décès ? Les donnez-vous à la science, à un couple infertile ? Ou les détruisez-vous ? Acceptez-vous que seul l'un d'entre vous les garde ? Aux États-Unis, à tout problème qui ne s'est pas encore posé, une réponse est déjà apportée. À cette multitude de cas de figure, ils répondent mécaniquement, sans trop réfléchir.

En attendant l'opération pour ponctionner les ovocytes de Julie, la semaine est ponctuée de restos, de plages et de passages réguliers par le laboratoire. Julie et Yoann restent beaucoup de temps dans l'appartement qu'ils ont loué à San Diego via Airbnb. Ils trouvent même une certaine douceur à vivre dans ce quartier, avec un bar, un resto italien et une épicerie bio en bas de chez eux. Ce n'est pas si désagréable de passer du temps à deux sous le soleil de Californie.

Mais les échographies leur enlèvent toute forme de légèreté. Le corps de Julie réagit toujours aussi peu aux stimulations. Les follicules, qui contiennent l'ovocyte relâché pendant l'ovulation, sont assez peu nombreux. Rien ne dit qu'elle en aura suffisamment pour le jour de l'opération. Le docteur A. décide de prolonger la période de stimulation et reporte la ponction de quarante-huit heures pour améliorer les chances.

Le jour J, Julie a une boule au ventre, parler anglais, impossible. Une infirmière l'accompagne du début à la fin de l'intervention mais sa présence ne suffit pas à calmer son angoisse. Sous son drap, elle est frigorifiée. Quand elle se réveille de l'anesthésie générale, la *nurse* est toujours là. À son regard rassurant, Julie déduit que tout s'est bien passé. Sept follicules lui ont été prélevés, rien d'incroyable, mais déjà plus qu'espéré.

Dans les quarante-huit heures qui suivent, Julie ne fait que dormir et ne mange quasiment rien. Elle est lessivée. Quand elle va faire pipi, c'est douloureux. Yoann prend soin d'elle et rassure leurs proches. Il s'occupe pendant les longues plages de sommeil de Julie en jouant à Football Manager ou en zonant sur Netflix. Il est inquiet, mais ne peut pas faire grand-chose, si ce n'est lui préparer à manger et rester auprès d'elle.

Trois jours plus tard, le docteur A. les attend à l'agence. Son discours n'est pas forcément rassurant.

Même s'il n'y avait qu'un embryon au terme du processus, ce serait déjà une grande victoire. Il faut encore attendre sept jours avant de connaître le nombre d'embryons arrivés à J+6. Sept jours durant lesquels Julie et Yoann envisagent le pire scénario. Et s'il n'y avait, in fine, aucun embryon ? S'ils avaient fait tout ça pour rien ?

Sept jours, c'est long. Il faut occuper ces 168 heures qui les séparent du verdict. Sur un coup de tête, ils partent pour Las Vegas, à six heures de route. Et se réservent une chambre avec jacuzzi en haut d'une tour. Tout ce qu'ils détestent sur le papier, mais autant vivre pleinement la parenthèse américaine. Sous une chaleur écrasante qui avoisine les 40 °C, ils écument les machines à sous des palaces et les bars à coups de margarita. Ils pensent même se marier dans ces petites chapelles kitchissimes, comme Ross et Rachel dans *Friends*. Mais cette fantaisie coûte la modique somme de 600 dollars et ils ont besoin de cet argent pour autre chose.

Direction Los Angeles. Leurs amis, mis dans la confidence de leur voyage, leur ont offert des billets pour aller visiter le parc Universal Studios Hollywood. Ils auraient presque l'impression d'être des touristes ordinaires. Mais, malgré leur tentative de rendre ces journées plus futiles, ils regardent les jours passer. Sur la route entre Las Vegas et Los Angeles, alors qu'ils font une pause dans un motel un peu glauque, Julie et Yoann reçoivent un mail.

Hello,

Juste ce petit mot pour vous dire que trois de vos embryons sont arrivés au stade de blastocyste et nous aurons les résultats de biopsie en fin de semaine !

Nous ne manquerons pas de vous tenir au courant.

J'espère que votre « road trip » se passe bien.

Emelyn
French Interpeter & International Coordinator

Trois embryons, c'est inespéré. À la lecture de ces quelques mots, Julie et Yoann pleurent, se prennent dans les bras. Leur joie s'exprime en silence. Puis, ils se disent qu'ils ont eu raison de s'écouter et de ne pas se laisser décourager par le docteur L.

Ce qu'ils ignorent encore, c'est que rien ne leur dit que ces trois embryons sont viables. Ils le comprennent cinq jours plus tard, avec ce nouveau message d'Emelyn dans la boîte mail de Julie.

Hello,

J'espère que vous êtes à un endroit où vous pouvez faire la fête !

Je vous laisse découvrir les résultats du dépistage génétique préimplantatoire de vos embryons en pièce jointe.

Chaleureusement,

Emelyn
French Interpeter & International Coordinator

La lettre détaillée qui accompagne le mail arrive à cette conclusion : les trois embryons sont bien viables. Deux filles et un garçon. Julie et Yoann peinent à croire ce qu'ils sont en train de lire. Ils sont, à ce moment de leur road trip, à San Francisco, où vivent leurs amis du lycée, Momar et Coumba. Dans cette vaste cuisine d'une maison typiquement américaine, ils se tombent tous les quatre dans les bras. Pendant quelques minutes, ils s'échappent du protocole purement médical.

Depuis le début, Julie était convaincue qu'il y aurait, au mieux, un seul embryon. Même le docteur A. juge inespéré d'obtenir trois embryons viables avec seulement sept follicules à la base. C'est leur première victoire. Ils ne se sont pas donné tant de mal pour rien. Et la possibilité d'avoir un enfant ne relève plus du fantasme. Tout devient concret, pour la première fois.

Julie et Yoann ne voulaient pas connaître le sexe des embryons. Ils avaient informé l'agence de leur souhait en cochant une case sur un formulaire. Car savoir si c'est une fille ou un garçon, c'est déjà humaniser ce qui n'est qu'un embryon. L'ignorer leur permettait de se protéger en cas de problème. Mais le laboratoire s'est trompé. Le docteur A. les avait prévenus, ce genre d'erreur est fréquente. Tant pis, ce qui compte, c'est d'avoir ces trois embryons, rien d'autre.

Ils profitent de la fin de leur road trip, le cœur un peu plus léger, pour jouer cette fois les vrais touristes à San Francisco, avant de rentrer à Paris. Leur porte-monnaie aussi est un peu plus léger, ils ont déboursé à ce stade 25 000 euros. Mais ça leur paraît anecdotique à côté de la perspective qui s'ouvre enfin d'avoir des enfants.

À leur retour en France, passé la joie de l'annonce des trois embryons, Julie et Yoann ont l'impression de repartir de zéro, comme si cette parenthèse n'avait pas vraiment existé. La vie ordinaire reprend ses droits, et encore une fois, rien ne change dans leur quotidien. Ils ont désormais une nouvelle montagne à gravir, celle de trouver une femme pour porter leur enfant.

Un soir de novembre 2018, Julie se rend au concert de Lauryn Hill. Au milieu des 20 000 personnes qui se trouvent à Bercy ce jour-là, je l'aperçois, depuis la tribune, au milieu de la fosse. C'est improbable, mais ce n'est pas un hasard total. Vingt ans plus tôt, nous écoutions en boucle l'album de la star des Fugees, sur ma chaîne hi-fi avec cinq plateaux tournants. Pendant plus de deux heures, nous attendons son arrivée sur scène. La salle est en colère. Entre les huées et les artistes qui défilent pour tuer le temps, Julie me raconte leur périple aux États-Unis et ces trois embryons qui les attendent. Au milieu de cette foule qui gronde, je lui glisse que nous essayons aussi d'avoir un enfant, Cyril et moi.

Nous avons trente-deux ans et nous voulons toutes les deux être mère. Maintenant que les choses se concrétisent, je ne veux plus rien perdre du récit de Julie. Au milieu du palais omnisports de Bercy, nous décidons enfin d'écrire ensemble son histoire.

« Ce que je vois n'est pas terrible du tout »

En rentrant de mon IVG à Londres, j'étais allée voir le docteur C., un nouveau gynécologue qui m'avait été recommandé, dont le cabinet se situait près d'Odéon. J'avais vingt et un ans. Lorsque je lui avais raconté mon histoire, il s'était contenté de dire qu'en trente ans de carrière il n'avait jamais entendu un truc pareil. Il l'avait dit sans jugement. Et ça m'avait plu. Il m'avait même rassurée, m'expliquant que tout cela n'aurait aucun impact sur la suite. Je l'adorais. Je l'avais vu comme un sauveur, comme celui qui remettait les choses dans l'ordre. Il connaissait l'un des épisodes les plus intimes de ma vie.

Le docteur C. aime son métier et, curieusement, j'ai toujours aimé ces rendez-vous, alors même que le passage chez le gynécologue n'est pas toujours le moment le plus plaisant qui soit. Il est joyeux et rend toujours la consultation plus légère.

Dix ans plus tard, c'est lui qui va nous aider à avoir un enfant. Le docteur C. s'est installé dans un nouveau cabinet, dans le 16e arrondissement. Avant l'été, Cyril et moi allons le voir pour passer, comme nous en étions convenu, des tests de fertilité. Notre situation ne l'inquiète pas, un an d'essais, ce n'est pas grand-chose. Mais il voit bien mon angoisse et, à l'écouter, elle n'a rien d'illégitime. Ça me déculpabilise. Il nous prescrit une batterie d'examens. Radiographie des trompes, prises de sang, recueil de sperme…

Nous revenons avec un échantillon de sperme « frais », recueilli en laboratoire quelques minutes auparavant, pour qu'il ausculte de près le comportement des spermatozoïdes. Lorsque le docteur C. se penche sur son microscope, je sens mon rythme cardiaque s'accélérer. Quand il est de retour à son bureau, son verdict me sert le cœur : « Ce que je vois n'est pas terrible du tout. » Si lui le dit, c'est que ça n'est vraiment pas terrible du tout. Le docteur C. n'est pas du genre à dramatiser.

Les spermatozoïdes se déplacent peu et lentement, nous explique-t-il, ils sont fainéants en quelque sorte. Ça me rappelle mes cours de sciences au collège. Les spermatozoïdes étaient toujours qualifiés de « vigoureux », comme mon nom de famille, ce qui faisait toujours rire la classe. Ceux de Cyril ne sont pas vigoureux, le docteur C. lui prescrit un spermogramme, cet examen où le sperme est analysé après avoir été prélevé en laboratoire, pour connaître le nombre de spermatozoïdes, leur mobilité, etc.

Un vendredi soir de la fin du mois de juin, alors que nous sommes à un mariage sur les plages du Sud-Ouest avec nos amis, les résultats tombent dans ma boîte mail. Je déchiffre difficilement ce compte-rendu, sobrement baptisé « spermiologie », avec différents indicateurs : vitalité, mobilité, forme typique, atypique… 70 % sont immobiles. Est-ce normal ? Anormal ?

Le document se termine par ce terme inaccessible à une large partie de l'humanité :

« *Conclusions et prestations de conseils : asthéno-tératozoospermie* ».

Comme souvent dans ces cas-là, j'ai la mauvaise idée de taper ce mot imbitable dans Google. À force de lire tous les articles sur le sujet, je finis par comprendre qu'il s'agit d'un problème de mobilité des spermatozoïdes. Cela nous empêchera-t-il d'avoir un enfant ? Aucune idée. Je n'ai rien d'autre à faire que d'accepter de n'avoir aucune réponse jusqu'à mon rendez-vous avec le docteur C., prévu la semaine suivante. Je tente de balayer le sujet pour profiter du mariage avec mes amis. Ce n'est pas facile, mais la joie et l'ivresse du moment l'emportent sur nos inquiétudes.

C'est tout de même la première fois que je vois Cyril soucieux à ce sujet. Nous savons qu'il y a un problème sans en connaître la gravité. Il nous est difficile dans ce cas précis de ne pas penser au pire. De retour à Paris, autour d'un verre de vin blanc en terrasse en bas de chez nous, nous imaginons toutes les hypothèses. Il me demande si l'adoption serait pour moi une option envisageable. Lui a toujours rêvé d'adopter un enfant, il m'en a déjà parlé plusieurs fois, avant même qu'on essaie d'en avoir un. Si les tests montraient une lourde infertilité, il serait prêt à se lancer là-dedans. Pour moi, ce serait vraiment le dernier des derniers recours. Je ne sais pas si c'est égoïste ou narcissique ou les deux, mais j'ai envie de porter mon enfant, j'ai envie de pouvoir voir chez lui une ressemblance avec nous, nos parents ou nos sœurs. Je suis pourtant convaincue que le lien de parentalité ne se fait pas à travers les gènes, mais j'imagine aussi à quel point l'expérience de l'adoption peut être longue et parfois douloureuse.

Le rendez-vous avec le docteur C. met fin à cette hypothèse. À la lecture du compte-rendu du spermogramme, il estime qu'il n'y a rien d'insurmontable. Les spermatozoïdes de Cyril sont certes peu mobiles, ils peinent à remonter le col de l'utérus – ce qui explique que je ne tombe pas enceinte –, mais il juge assez probable que je finisse par l'être.

Deux options s'offrent désormais à nous : laisser la nature œuvrer encore quelques mois ou bien passer par la procréation médicalement assistée. Dans notre cas, il s'agirait d'une simple insémination artificielle. Médicalement, il n'y a rien de très lourd. Je devrai faire une stimulation ovarienne, avec des piqûres tous les jours pendant quinze jours, et Cyril devra faire un nouveau recueil de spermatozoïdes au laboratoire, avant que le docteur C. procède à l'insémination, via une pipette, le jour J. Tout cela me paraît dérisoire. Je préfère de loin une PMA à l'idée de continuer à patienter pour une durée indéterminée.

Je redoutais presque que le docteur C. nous dise que tout allait bien et que nous n'ayons d'autre choix que d'attendre bien sagement. Au moins, nous avons identifié le problème et trouvé la potentielle solution. À la rentrée, nous nous lancerons dans la PMA. Nous partons en vacances d'été avec un calendrier précis en tête et le cœur un peu moins lourd. Mais cette peur de ne jamais avoir d'enfant ne me quitte pas. Elle est là, bien ancrée, et se rappelle à moi chaque jour.

It's a match

Implanter un ou deux embryons ? C'est le dilemme auquel sont confrontés Julie et Yoann. Ils aimeraient avoir deux enfants. Mais n'est-ce pas trop risqué de mettre tous ses œufs dans le même panier ?

Le nouveau devis de l'agence californienne par laquelle ils sont passés pour la création des embryons, est estimé à 104 000 dollars. En Floride, le coût de la GPA est 10 à 15 % moins élevé qu'en Californie. Mais cela impliquerait de repartir en zone inconnue. Et la seule interlocutrice qu'ils ont là-bas ne répond à aucun de leurs mails. Julie et Yoann se noient dans une comparaison peu fructueuse des agences en Floride et perdent leur temps. Presque huit mois se sont écoulés depuis la création de trois embryons.

Tant pis pour les 15 % de réduction, ce sera la Californie. Ils connaissent déjà l'équipe, c'est rassurant. Emelyn leur fait même savoir qu'ils sont prêts à baisser légèrement leurs tarifs et qu'ils peuvent leur présenter des femmes porteuses très vite. Un peu comme sur Tinder ou Facebook, Julie et Yoann doivent se constituer un profil avec six photos d'eux et quelques lignes pour se décrire :

Bonjour,

Nous sommes Yoann Josefsberg et Julie Fichera, un couple de trentenaires qui vit dans la périphérie de Paris. Nous nous connaissons depuis nos quinze ans et nous sommes en couple depuis cinq ans.

Julie ne peut pas être enceinte car elle est atteinte du syndrome MRKH, et aujourd'hui, nous désirons avoir un enfant. Nous avons pris du temps pour réfléchir et nous sommes convaincus que nous voulons avoir un enfant via la gestation pour autrui. Cela nous paraît être la meilleure solution, et nous espérons que cela sera aussi l'occasion de faire une rencontre merveilleuse avec vous.

Nous sommes conscients du dévouement que cela implique, donc nous voulons déjà vous remercier pour votre aide et votre générosité. Nous nous excusons par avance de nos erreurs de langage mais soyez rassurée, nous serons capables de parler anglais !

Bien sûr, nous sommes prêts à discuter avec vous de toute cette aventure émotionnelle et nous sommes disponibles pour répondre à vos questions.

Chaleureusement,

Yoann et Julie

Ils remplissent aussi ce qu'on appelle un « formulaire d'informations pour les parents intentionnels ». Ils doivent y expliquer pourquoi ce choix de la « maternité de substitution ». Et répondre à une longue série de questions, dont certaines qu'ils n'ont pas vues venir : « Quelle relation aimeriez-vous avoir avec votre femme porteuse au cours de la gestation pour autrui ? » ; « Aimeriez-vous que votre femme porteuse tire du lait maternel ? » Toutes les hypothèses sont envisagées, comme la réduction embryonnaire, à savoir l'interruption sélective d'un ou de plusieurs fœtus en cas de grossesse multiple. Chaque fois, il faut cocher oui ou non. En faisant des croix dans des petites cases, ils prennent conscience de tout ce que la GPA engendre. Il ne s'agit pas simplement pour une femme de porter leur enfant, mais aussi pour eux de définir les limites qu'ils veulent poser dans ce qui les lie à elle.

21 mai 2019, 1 h 19 du matin. Julie reçoit par mail le profil d'une femme porteuse. Un PDF de deux pages sur lequel son prénom est inscrit en grand et en bleu dans une typographie digne d'une version Word des années 1990. Elle s'appelle Samantha. Figurent trois photos d'elle, dont une avec son fils, et une liste d'informations :

Célibataire
2 enfants
Césarienne
Responsable administrative
Est d'accord pour une grossesse multiple

S'ajoute à cela une phrase : « J'aimerais avoir l'opportunité d'aider un couple heureux à réaliser son rêve d'avoir un beau bébé, en bonne santé. »

Au verso, les détails du « Samantha's benefit package ». Pour la somme de 40 000 dollars, il comprend la rémunération, les soins avant l'implantation, les frais de transfert des embryons, ainsi qu'une allocation pour les dépenses mensuelles (vêtements de maternité, entretien ménager, garde d'enfants et frais kilométriques).

Le document précise que c'est sa première expérience de femme porteuse. Son âge n'est pas mentionné.

Instinctivement, Julie regarde à peine les photos de Samantha. Elle ne veut pas que ce soit un critère dans leur choix, ça la gêne même de porter un jugement sur son physique. Elle n'en pense rien, vraiment rien, comme si elle était anesthésiée. Le reste de la fiche, elle le lit en diagonale, sans s'y attarder, ça la met mal à l'aise. Elle et Yoann ne veulent pas tirer de conclusions à partir d'un PDF et de critères qui ne disent finalement pas grand-chose de cette femme.

Julie aime les rencontres spontanées, l'amitié qui se construit sur une coïncidence. Jamais dans sa vie une relation n'a été si contrôlée, encadrée, accompagnée. Jamais elle n'aurait dû croiser Samantha. Il n'y a aucune place là-dedans pour la spontanéité. Alors tant qu'à faire, Julie et Yoann préfèrent faire confiance à l'agence que d'avoir eux-mêmes à trancher. S'ils ont décidé de leur présenter Samantha, c'est bien qu'elle peut leur correspondre.

Un rendez-vous via Skype est fixé le 30 mai 2019 à 21 heures. Julie et Yoann s'installent sur leur canapé. Sur leur écran d'ordinateur, ils découvrent le visage de Samantha. Elle est blonde, les cheveux raides, mi-longs, un peu ronde, très souriante et joviale. Ses traits rappellent à Julie ceux de Mariah Carey jeune.

Les consignes, établies par l'agence en amont du rendez-vous, sont claires. Samantha les choisira autant qu'ils la choisiront. Encore heureux, c'est un consentement mutuel. Il faut donc définir par écrans interposés si oui ou non cette femme est la « bonne » personne pour porter leur enfant. Jauger de sa sincérité à 9 000 kilomètres de distance, et ce, en une trentaine de minutes de conversation… Tout cela est tellement contre-intuitif pour eux. Qui sont-ils pour rendre un jugement définitif sur quelqu'un qui a fait tant de démarches pour en arriver là et dont la motivation peut être, potentiellement, aussi altruiste ?

Le docteur A. mène l'entretien d'une main de maître. Il a l'habitude. Emelyn, leur référente, traduit quand cela est nécessaire. Au fil de la discussion, Samantha dit son émotion de rencontrer ce couple de Français. Le moment est manifestement, pour elle aussi, important. Yoann et Julie sourient, mais ne disent pas grand-chose, ils sont autant impressionnés qu'excités.

À la fin de la conversation, Samantha les remercie et ajoute : « Prenez votre temps mais sachez que pour moi, c'est d'accord. Évidemment que je vous choisis. » Elle en a décidé ainsi et c'est une forme de soulagement pour Julie. Elle se laisse choisir. En réalité, Julie ne se sentait capable de choisir personne, mais la sincérité de Samantha l'a mise en confiance. *It's a match.*

Un trait bleu clair

Je n'ai jamais vu la moindre facture. Quand on est engagé dans un parcours de PMA, tout est pris en charge à 100 % par la Sécurité sociale. Je n'ai aucune idée du coût de notre parcours, si ce n'est qu'il doit représenter quelques dizaines de milliers d'euros. Cyril et moi avons dû signer plusieurs attestations de consentement, fournir un certificat de vie commune et tous les résultats des examens, pour prouver que nous étions en couple mais aussi constater l'infertilité.

J'ai la chance de vivre en France et de ne pas avoir à débourser un euro pour disposer de toute cette aide médicale. Julie aussi vit en France, mais elle s'est endettée sur quinze ans. C'est seulement par elle que j'apprendrai que les piqûres pour la stimulation ovarienne, avec lesquelles j'étais ressortie de la pharmacie sans avoir sorti ma Carte bleue, coûtaient 2 000 euros. Le docteur C. m'avait vaguement fait comprendre qu'il fallait prendre à la pharmacie uniquement le nombre de piqûres dont j'avais besoin, que ces médicaments étaient coûteux.

La stimulation ovarienne est une étape que j'appréhende. Non pas pour mon corps, mais parce que je crains de mal m'y prendre, que ça ne fonctionne pas si mon geste n'est pas le bon. Sophie, une amie de Charlotte, a fait une fécondation in vitro (FIV) trois mois plus tôt. Elle est enceinte, elle est passée par toutes ces étapes. Elle est douce et rassurante. Elle m'a envoyé une vidéo sur YouTube, un tuto qui explique comment se faire ces piqûres dans le ventre.

Je dois répéter ce geste tous les jours pendant quatorze jours à la même heure. Ce sera à 20 heures. Je serai sûre de ne plus être à la rédaction. Sur les conseils de Sophie, je demande à un infirmier de venir pour la première injection, il me montre comment procéder. C'est finalement très simple, ça ressemble plus à un stylo qu'à une piqûre et c'est totalement indolore. Je trimballe tout le temps le kit avec moi et me cache parfois dans une pièce quand nous sommes chez des amis. La stimulation peut accroître la sensibilité puisqu'on s'injecte quotidiennement des hormones. Mais je me sens tout à fait normale, juste impatiente.

Tout ce qui se fait naturellement chaque mois dans mon corps est cette fois précisément régulé par des hormones extérieures. Le docteur C. est devenu le chef d'orchestre de mon cycle. Je fais des prises de sang et me rends à son cabinet afin qu'il regarde comment je réagis à la stimulation. Il me dit que j'ai « trois beaux follicules ». Le docteur C. insiste pour que l'on se prépare bien aux deux hypothèses. C'est important d'y croire, mais si ça ne marche pas, il faudra vite se tourner vers l'après, nous conseille-t-il, calmement. Un nouveau cycle et de nouvelles stimulations donc. J'acquiesce, mais je redoute déjà ce moment où je constaterai que je ne suis pas enceinte.

17 septembre 2019. Je dois me faire une piqûre à 6 heures du matin pour déclencher l'ovulation. Tout est millimétré à l'heure près pour maximiser les chances. Je ne dors pas de la nuit. J'ai peur de ne pas me réveiller. Nous venons de déménager, à trois rues de notre précédent appartement, dans le 10e arrondissement, et nous sommes au milieu des cartons.

J'ai rendez-vous chez le docteur C. le lendemain pour l'insémination. Ce matin-là, Cyril se rend au laboratoire pour procéder au recueil de sperme, ce que lui qualifie de « petit moment de solitude ». Le laboratoire lui fournit un emballage en forme de tube dans lequel se trouvent les spermatozoïdes les plus performants qui ont été sélectionnés. Je file avec l'échantillon sous le bras chez docteur C. Et si le labo s'était trompé et nous avait donné le sperme d'un autre homme ? C'est ce qu'on s'imagine un instant. Notre vie aurait pu ressembler au film d'Étienne Chatiliez, *La vie est un long fleuve tranquille*. On en rigole mais ça doit exister, non ?

Au cabinet de docteur C., l'affaire est bouclée en quelques secondes à peine. L'acte médical est anodin. L'insémination est un simple dépôt de sperme, via une pipette, directement dans l'utérus. Les spermatozoïdes n'ont pas à remonter le col. On leur a facilité la tâche en leur évitant cette étape. Je les imagine se balader à l'intérieur de moi comme dans le générique du film Allô maman, ici bébé, cette comédie américaine des années 1990 avec John Travolta, que nous regardions en boucle avec ma sœur Juliette.

Maintenant, on ne peut rien faire de plus. Je retourne travailler dans la foulée de mon rendez-vous. Drôle de journée. Je ne peux pas m'empêcher de penser à ce qui est potentiellement en train de se passer, ou pas, dans mon corps. Le soir même, un pot est organisé à *L'Opinion*. Je bois un verre en me disant que peut-être, en ce moment même, je suis en train de tomber enceinte. C'est si bizarre d'en être consciente et de voir que ma vie continue de la manière la plus banale qui soit.

Après l'insémination, il faut attendre quatorze jours pour faire un test de grossesse. Avant ce délai, le taux de HCG, l'hormone que sécrète une femme enceinte, est potentiellement trop faible pour être détecté. Je me prépare psychologiquement au fait que ça n'ait pas marché, qu'il va falloir recommencer la stimulation le mois suivant. Je sens bien pourtant que ma poitrine a gonflé, mais, cette fois, je refuse d'y voir le moindre signe.

14e jour. Nous avons décidé de faire le test de grossesse tous les deux au réveil. Je ne veux même pas regarder le bâtonnet. Je laisse Cyril le faire. Je préfère entendre de sa bouche que ça n'a pas fonctionné plutôt que de constater par moi-même qu'il n'y a pas de trait bleu. Je suis en train de m'habiller quand Cyril arrive dans la chambre avec un léger sourire. Je l'avais prévenu, aucune blague ne serait tolérée, il faut juste me donner le résultat, sobre et factuel. « Il y a un trait bleu, c'est positif. » Je ne peux pas le croire. Je regarde le résultat du test, je trouve le bleu un peu trop clair et les contours du trait ne sont pas assez bien dessinés pour que ça tue le doute chez moi. Mais bon, c'est sous mes yeux, il y a un trait bleu. Je suis enceinte, selon le test en tout cas. Ça aurait donc fonctionné du premier coup. C'est fou. Je ne peux pas m'empêcher de sourire. Mais un sentiment ambivalent s'installe rapidement en moi. Je suis à la fois heureuse et méfiante. J'ai besoin de voir le résultat de la prise de sang, il me faut une preuve supplémentaire pour acter mon bonheur. J'ai tellement redouté de ne pas être enceinte qu'il est difficile d'intégrer l'idée que je le sois. Je vais faire une prise de sang dans un laboratoire près de la rédaction de *L'Opinion*. J'attends patiemment les résultats. Devant mon ordinateur, je ne pense qu'à ça. Je reçois le compte-rendu et le verdict se confirme. Je suis bien enceinte.

Mon taux de HCG est même deux fois supérieur à la moyenne. Je regarde tout de suite sur Internet ce qu'un chiffre si élevé peut traduire. Une explication revient plusieurs fois : grossesse gémellaire. Ça me saute aux yeux. Je suis enceinte de jumeaux. C'est bizarre parce que je n'ai jamais cru en grand-chose. Je ne crois plus en Dieu depuis mes cours de catéchisme au collège, je ne crois pas à de quelconques forces de l'esprit, je ne crois pas non plus qu'il y ait quoi que ce soit après la mort. Mais je crois sans doute à l'instinct. Et cette fois, de manière inexplicable, je sens qu'ils sont deux et que ce sont deux garçons.

Au coin de cette rue pavée du 16e arrondissement, devant la rédaction de notre journal, je le dis à Cyril. On a tous les deux des sourires mi-nerveux mi-joyeux, mais surtout joyeux.

Des fleurs pour Samantha

Que mange Samantha ? Que vote-t-elle ? Pourquoi s'est-elle séparée de son conjoint ? A-t-elle parlé de tout ça à ses enfants ? Où habite-t-elle ? Julie se pose un nombre incalculable de questions sur cette femme qui va porter son enfant. Elle la googlise mais ne trouve rien. Et se sent déjà coupable de chercher à en savoir plus. Mais qui ne le ferait pas ?

Le problème, c'est que Julie s'impose de ne pas penser telle ou telle chose de Samantha, de ne pas mettre trop de sentiments, de contenir ses émotions et ses frustrations, de rester factuelle pour ne pas se faire déborder. Une noble ambition, mais elle est impossible à tenir. Elle s'oublie pour rester concentrée sur Samantha, pour simplifier leur relation. C'est désormais elle qui compte.

Sur les trois embryons dont ils disposent, Julie et Yoann ont deux possibilités : les sélectionner en fonction de leur sexe ou de leur qualité. Ils choisissent d'implanter les deux embryons les mieux notés par les médecins de l'agence. Ce qui est primordiale pour eux, c'est d'améliorer leurs chances de réussite, pas de choisir entre un garçon et une fille. En l'occurrence, les deux embryons femelles ont été implantés. Ils ont déjà leurs prénoms en tête. Elles s'appelleront Rose et Lila.

Julie se sentait pourtant plus à l'aise à l'idée d'avoir un garçon. La perspective d'avoir deux filles la renvoie plus que jamais à sa malformation et à cette question : est-elle génétique ? Les recherches, à ce stade, sur le syndrome MRKH, anomalie rare, n'ont pas permis de le déterminer. Que va-t-elle leur dire quand elles auront leurs règles, elle qui ne sait pas ce que c'est ? Sur ces sujets, elle est sur un pied d'égalité parfait avec Yoann.

4 octobre 2019, jour de l'implantation. Dans la boîte mail de Julie, un message de Cindy, dont ils n'entendront plus jamais parler par la suite. Elle est chargée par l'agence du suivi des femmes porteuses. Elle s'enthousiasme parce que c'est « le grand jour ». Et leur propose de faire livrer un bouquet de fleurs à Samantha, pour la somme de 60 dollars, qui sera, elle le précise, déduite du compte séquestre sur lequel Julie et Yoann déposent leur argent pour couvrir tous les frais. C'est bien fait, leur histoire.

Évidemment, ils répondent positivement. Il n'y a pas à dire, les Américains ont le sens du timing et des affaires !

Cette nuit-là, Julie et Yoann ne trouvent pas le sommeil. Un mail de l'agence tombe peu après minuit. Il comporte deux photos, une de l'échographie des embryons transplantés et une de Samantha, dans un gilet à capuche, souriante, avec le fameux bouquet de fleurs à la main, et cette légende :

Tout s'est bien passé. Samantha est en pleine forme. Elle va se reposer.

Julie et Yoann voudraient échanger avec elle sans avoir à passer par des intermédiaires. Mais la directive de l'agence est aussi claire que triviale : ils doivent attendre les premiers battements de cœur du fœtus pour avoir un accès direct à Samantha. À défaut, ils demandent de lui transmettre ces quelques lignes par mail :

Bonjour Samantha, on espère que tout va bien en Californie pour toi et ta famille. Prends soin de toi et repose-toi, merci pour tout.

Démarre alors une insupportable attente de dix jours. Julie et Yoann ne s'en ouvrent pas vraiment, mais, pour l'un comme pour l'autre, le sujet devient obsessionnel. Dix jours, ce n'est rien à côté des années durant lesquelles ils ont déjà dû patienter. Pourtant, le temps semble parfois s'étirer. Leur vie est suspendue. De ces dix jours-là dépend le reste de leur existence. Et s'ils s'étaient trompés d'embryons ? Et si tout échouait ? À l'intérieur, ce serait un cataclysme. À l'extérieur, Julie et Yoann devraient tout taire. Leur drame serait invisible. La GPA, ce sont des montagnes russes qui se vivent en solitaire.

Dans leur travail respectif, les choses prennent une pénible tournure. Ils vivent avec ce secret qui les encombre, ils sont là sans être là. Yoann, professeur de théâtre, prépare avec ses six groupes d'élèves un spectacle qu'il doit donner au mois de juin. Pourtant, si tout va bien, il sera aux États-Unis pour assister à la naissance de son enfant au moment de la représentation. Il a presque l'impression de trahir ses élèves, de les abandonner. Mais les choses sont à ce stade si incertaines qu'il n'a d'autre choix que de faire comme si de rien n'était.

15 octobre 2019, 00 h 34. Nouveau mail de Berenice, autre membre de l'agence inconnu au bataillon :

Bonjour Yoann et Julie,

Félicitations, votre femme porteuse, Samantha, est enceinte. Le docteur A. vous donnera des résultats demain.

C'est invraisemblable d'apprendre une telle nouvelle par mail, qui plus est rédigé par une personne dont ils ignoraient jusque-là l'existence. Cette soirée à regarder Netflix en survêtement prend un tournant inespéré. Assis dans leur lit, ils s'effondrent. Cette fois-ci, ce sont des larmes de joie. Ils sont aussi incrédules. Comment y croire ? Ils ont ce sentiment d'avoir gagné le match contre l'adversité, comme si c'était la fin... alors que tout commence. Ils relisent ces trois lignes en boucle avant de plonger dans un sommeil particulièrement profond.

En deux ans, Julie et Yoann ont reçu tant de mails qu'ils redoutaient de finir assommés par la lourdeur bureaucratique de la procédure. Ce qui les liait à Samantha jusqu'ici était purement d'ordre juridique, ils avaient signé un contrat avec elle, encadrés par des avocats. Les émotions n'avaient pas vraiment leur place. Leurs liens ressemblaient surtout à une succession de cases à cocher, de documents à fournir, de formulaires à remplir. Ils étaient tout simplement noyés dans les décombres de l'administration américaine. Alors, ce mail vaut bien tous les autres. Grâce à ces quelques lignes, tout change. Ils vont avoir deux enfants.

Tambour et trompette

Souvent, dans la salle d'attente du docteur C., je regardais ces femmes enceintes patienter sur les chaises à côté de moi, entre deux plantes vertes et des bibliothèques blanches, modèle Pax Ikea. J'avais déjà entendu le docteur C. lâcher un « *yes!* » en prenant son téléphone, lorsque des patientes l'appelaient pour lui dire qu'elles étaient enfin enceintes, pour certaines après plusieurs années d'essais.

Nous revenons voir le docteur C., quelques jours après mon test positif. D'un geste de la main, il nous fait rentrer dans son cabinet et en vient tout de suite aux faits : « Alors ? » Il comprend à mon sourire que je suis enceinte. « *Yes!* » Je le vois sincèrement heureux. C'est fou d'aider les couples à avoir des enfants. Chaque grossesse est une victoire. Il y a quand même des métiers plus utiles que d'autres.

À l'échographie, nous apercevons sur son écran un petit point blanc sur ce fond noir. Il est bien accroché, nous dit le docteur C. Quelques secondes plus tard, il ajoute : « Et regardez ce que je vois là, il y en a un deuxième ! » Il me confirme ce que je pressentais depuis le début, ce sont des jumeaux.

Cyril et moi quittons le cabinet et errons dans cette avenue du 16e arrondissement, avec ce bout de papier à la main sur lequel on voit nos deux petits points blancs. Nous sommes abasourdis par tant de bonheur. Nous faisons tous les deux ce même constat réjouissant : au moins, c'est fait, nous aurons deux enfants.

Sur un bout de trottoir, nous appelons nos parents et nos sœurs respectifs en Facetime. On leur montre notre bout de papier. Tout le monde est épaté, presque choqué et émerveillé. Des jumeaux, ça a quelque chose de fascinant. Nous allons savourer cette nouvelle dans un restaurant italien à quelques mètres de là. Ce qui nous attend nous paraît dingue ! Dans huit mois et quelques, nous aurons deux enfants. J'adore les fratries et j'ai toujours trouvé ça génial d'être jumeaux. Bon, évidemment, les premiers mois seront intenses et épuisants. Mais ça nous paraît dérisoire à côté du bonheur d'avoir deux enfants.

Quand j'avais appris que j'étais enceinte, je m'étais inscrite à la maternité des Diaconesses, dans le 12e arrondissement, où ma sœur et plusieurs de mes amies ont accouché. Mais une grossesse gémellaire est une grossesse à risque. Il est recommandé d'accoucher dans une maternité niveau 2 ou 3, qui dispose d'un niveau d'équipements supérieur. Je trouve une place à Port-Royal, l'une des meilleures maternités de France. Je m'achète le livre *Accueillir des jumeaux*[1]. Et découvre des tableaux avec les quantités de lait et de couches qu'il faut par jour. C'est un peu effrayant mais je m'en fous.

Julie et moi avons trente-trois ans et le hasard fait que nous attendons toutes les deux des jumeaux, précisément au même moment de notre vie. Julie ne le sait pas encore. Elle doit venir, avec Yoann, dîner chez nous dans quelques jours, j'attends de les voir en vrai pour partager cette improbable coïncidence.

Pour la première fois, Julie et Yoann n'envisagent pas le pire scénario. Pour eux, les deux embryons vont tenir. Yoann les surnomme déjà « tambour et trompette ».

---

1. *Accueillir les jumeaux*, Chrystel Mussy-Masucci, Eyrolles, 2016.

Cette parenthèse heureuse s'interrompt le 1er novembre, à 1 heure du matin, lorsqu'ils découvrent un message d'Emelyn.

Chers Julie et Yoann,
Dr. A. vient de terminer l'échographie de Samantha.
Elle a eu votre message et se porte bien.
Elles ont vu un battement de cœur bien fort mais malheureusement pas de second.
Nous vous donnerons plus de détails lors de notre Skype mardi 5 novembre à 21 h 45.
Veuillez trouver les photos en pièces jointes.
Bien à vous

C'est par mail, encore un, qu'ils apprennent qu'ils n'auront pas deux enfants, mais un seul. Cela amplifie leur terrible sensation d'impuissance. Les voilà condamnés à recevoir des informations déterminantes dont ils ne maîtrisent absolument rien. Ces nouvelles arrivent toujours passé 21 heures. Devant leur écran d'ordinateur, ils pleurent en silence, dans leur salon. Leur peine prend le pas sur leur bonheur. Ils s'en veulent de s'être si vite emballés. Mais comment ne pas l'être ?

Quand Julie m'écrit pour me dire que seul un embryon a tenu, je pense tout de suite à ce dîner programmé chez nous quelques jours plus tard. Comment leur annoncer que j'attends des jumeaux alors qu'eux-mêmes doivent en faire leur deuil ? Cette situation me gêne tellement que j'envisage un instant de ne rien leur dire. Et en même temps, c'est insensé de leur cacher, ils finiront bien par le savoir.

Évidemment, quand Julie et Yoann viennent dîner chez nous, je le leur dis. Évidemment, ils sont heureux pour nous. Ce que ne dit pas Julie ce jour-là, c'est qu'elle accueille les choses différemment parce que, nous aussi, nous sommes dans un parcours médicalisé pour avoir des enfants. Elle le sait, elle accepte davantage les bonnes nouvelles quand elles viennent de ceux qui peuvent comprendre, un tant soit peu, ce qu'ils traversent. De ceux qui ont aussi connu des difficultés pour avoir un enfant. C'est peu avouable, et tellement humain.

« Il y a un problème avec ce bébé »

Les trois premiers mois de ma grossesse, je n'ai rien dit. Comme beaucoup de femmes, je préférais garder ça pour moi et mes proches, quand bien même maintenir un tel secret est enfermant, excluant. J'adore le bon vin et tous ceux qui me connaissent le savent. Autant dire que si je bois de l'eau à un pot de *L'Opinion* ou au moindre apéro entre amis, tout le monde saura tout de suite ce qu'il en est.

Je suis enceinte de trois semaines à peine, quand l'une de mes collègues me prend de court : « T'es pas enceinte ? » J'évacue aussitôt la question : « Non, pourquoi ? » Comment peut-elle savoir ? Elle me glisse, de manière interrogative : « Je ne sais pas, quelque chose a changé dans ton visage. » C'est étonnant comme certains détails échappent totalement aux uns et retiennent l'attention des autres.

J'esquive les sollicitations les unes après les autres, comme des poteaux dans un slalom, et en attendant, je mets les fringues les plus larges qui soient. Mon ventre est sorti très vite, ça devient compliqué de le cacher. Mais je veux attendre l'échographie des trois mois pour ne plus me cacher.

Aujourd'hui, je me demande si j'ai bien fait d'alimenter ce silence généralisé autour des trois premiers mois. Cela ne participe-t-il pas à l'invisibilisation des fausses couches ? Personne n'annonce sa grossesse au bout de trois semaines, au cas où elle viendrait à s'arrêter. Car ce deuil se fait en silence. Il y a bien sûr de la pudeur dans ce tabou, mais aussi l'idée communément admise qu'on ne parle pas des fausses couches, comme on ne parle pas des interruptions médicales de grossesse, du deuil périnatal et de tout ce qui va à l'encontre de l'idée qu'être enceinte n'est qu'un pur bonheur.

Avant l'échographie des trois mois, étape déterminante de la grossesse – elle permet de déceler de potentielles malformations –, nous avons une nouvelle visite chez le docteur C. Les deux points blancs que l'on distinguait à peine sont désormais des petits bébés que l'on voit sautiller. Ça me fascine, comment mon corps peut-il être en train d'en fabriquer deux autres si rapidement ? « Regardez-moi ça, c'est magnifique ! », lance le docteur C. J'adore son enthousiasme face à ce que la nature fait de plus beau. Il nous rassure : « Leur clarté nucale a l'air bonne. » L'épaisseur de la nuque est l'une des principales mesures pour détecter une trisomie 21. « Rassurez-vous, vous avez une chance sur 700 que ce soit le cas », nous précise-t-il.

Une semaine plus tard, nous allons passer l'échographie des trois mois, à Port-Royal. Nous sommes plutôt tranquilles, nous avons vu nos deux petits bébés il y a sept jours pile. Ce vendredi 29 novembre 2019, je porte une robe prune taillée pour les femmes enceintes, très large, qui me permet de cacher mon ventre. Dans tous les moments marquants de ma vie, je me rappelle toujours la manière dont j'étais habillée.

Dans la salle d'attente, les couples défilent, c'est interminable. Sur une feuille blanche accrochée au mur, ce message destiné aux futurs parents : « En raison d'un risque élevé d'erreurs dont les conséquences peuvent être importantes, nous avons décidé de ne pas vous donner notre sentiment sur le sexe fœtal à l'échographie du premier trimestre. » Quelles peuvent être les conséquences importantes, du moment que le bébé va bien ?

Après une heure et demie d'attente, c'est enfin notre tour. L'échographiste prend tout un tas de mesures en restant totalement silencieuse. Les minutes sont longues. Elle nous dit que le premier bébé va bien. On se tient la main avec Cyril, et on la serre. Elle ausculte le deuxième, toujours muette, jusqu'à cette phrase, prononcée sur le ton le plus neutre qui soit : « Il y a un problème avec ce bébé. » Ces huit mots sont une gifle. Je sais que si elle a employé ces termes-là, sur ce ton-là, c'est qu'il y a vraiment un problème avec ce bébé et qu'il est forcément grave. Sinon elle n'aurait jamais dit ça de cette manière. Elle nous explique qu'il a un œdème de la tête aux fesses et une malformation au pied droit. Et surtout, l'épaisseur de sa nuque est anormale.

Je voudrais faire semblant et attendre pour pleurer. Mais les larmes tombent déjà sur mon visage sans que je puisse rien retenir. Je tremble aussi. C'est trop massif, et tout ça a lieu à l'intérieur de moi. Je demande tout de suite à l'échographiste si la possibilité d'interrompre une grossesse et de poursuivre l'autre existe. « Oui, c'est possible », dit-elle en fermant les paupières. Je comprends à son regard et à son empathie qu'elle sait déjà que c'est ce qui va très probablement se passer.

J'aurais adoré quitter l'hôpital en râlant contre le fait d'avoir attendu une heure et demie, comme nous avions prévu de le faire. Tout cela n'a malheureusement plus aucune importance. L'un de mes bébés va bien, l'autre va mal. Comment puis-je composer avec tout ça ? Je suis totalement dépassée par la situation, que Cyril semble, lui, maîtriser. Je vois qu'il est triste, mais il ne s'effondre pas. Nous échangeons à peine, l'essentiel a déjà été dit.

Derrière lui, sur le scooter, je pleure. La douleur est si forte. Je porte en moi mon drame et le bonheur qui m'attend. Je demande à Cyril de me déposer là, un peu au milieu de nulle part, près de Saint-Germain. J'ai juste besoin de marcher, de prendre l'air. Je ne suis pas capable d'aller à *L'Opinion*, j'erre sans trop savoir quoi faire.

Cyril veut retourner au journal parce qu'il a un papier à écrire. Pour moi, tout s'arrête, quand lui tient au contraire à poursuivre sa journée. C'est sa manière de digérer la nouvelle. Dans la salle de la conférence de rédaction, dos aux gens qui pourraient le voir à travers la vitre, il appelle sa mère. Elle est en voiture quand elle décroche, et elle se gare en entendant la voix de son fils. C'est seulement à cet instant qu'il laisse retomber la pression et accepte de sortir un peu sa tristesse. Il ne me racontera ce moment que lorsque j'écrirai ce livre.

Le soir même, j'écris un texto au docteur C. pour le prévenir et lui joins le compte-rendu détaillé de l'échographie. Que va-t-il en penser, lui qui n'avait rien vu de tout cela une semaine plus tôt ? Il ne me répond pas. Ça me sidère. Je prends rendez-vous avec lui pour en parler de vive voix. Lorsque j'entre dans son bureau une semaine plus tard, je lui livre le compte-rendu, clef en main cette fois, de chaque jumeau. J'ai envie de lui dire qu'il ne m'a pas répondu, de lui faire ce reproche, mais je n'ose pas, ça sortirait sans doute de la stricte relation médecin/patient. Je lui glisse quand même que je lui avais tout envoyé par message.

Il n'a pas l'air désolé de ne pas m'avoir répondu. Je dois sans doute mettre trop d'affect dans ma relation à cet homme qui me suit depuis mes vingt ans et grâce à qui je suis aujourd'hui enceinte. Il regarde une à une toutes les données sur chacun des jumeaux. « De ce que je vois, ce n'est pas une trisomie 21. » J'aimerais qu'il ait raison, même si ça ne changera pas l'issue finale. Le docteur C. ne semble pas non plus navré de n'avoir rien décelé lors du précédent examen.

Je sors de cette consultation, désarçonnée par son incompréhensible détachement. En quittant son cabinet, je sais bien que je n'y retournerai plus.

Ça m'attriste, j'ai adoré ce médecin, mais c'est inéluctable. Non seulement je lui en veux de m'avoir dit que tout allait bien, de s'être si lourdement trompé, mais, en plus de cela, je n'ai plus aucune confiance en son jugement.

Les battements de cœur dans les écouteurs

Comme toute femme qui va devenir mère, Julie y pense tout le temps, en continu. Mais elle ne parvient absolument pas à réaliser que, dans neuf mois, elle sera maman. C'est déjà difficile de se projeter quand on est enceinte, cela devient quasiment impossible quand on ne l'est pas.

Un rendez-vous via Skype est prévu un soir de novembre. Julie et Yoann patientent dans leur sweat à capuche, sur le canapé noir de leur petit salon face à l'ordinateur posé sur la table basse en bois. Tout le monde se connecte. C'est la fin de soirée en France et la fin de matinée en Californie. Il fait grand jour là-bas. Julie et Yoann réajustent la luminosité pour être visibles.

L'échange avec Emelyn et le docteur A. dure à peine cinq minutes, le temps de leur donner la date de la césarienne de Samantha, le 21 juin, et la taille de l'embryon, 10 millimètres. Il vient conforter cette désagréable sensation qu'ont Julie et Yoann, celle d'être des observateurs extérieurs à leur vie. Ils demandent s'il est désormais possible d'échanger directement avec elle. Emelyn crée un groupe WhatsApp avec Samantha et Julie, sans Yoann.

L'agence s'adresse toujours à Julie en premier lieu. Comme partout ailleurs, dès qu'on parle de maternité ou d'enfants, on s'adresse d'abord aux femmes. Alors, Julie inclut systématiquement Yoann dans les discussions. Et lance à son tour sa propre boucle avec lui et Samantha, qu'elle baptise « Happy event 💕 ». Exit tous les autres intermédiaires, il n'y a plus qu'eux trois.

La conversation se lance, les messages défilent, et rapidement, Samantha leur dit qu'elle est désolée pour le deuxième embryon, qu'elle sentait pourtant que les deux s'accrochaient. La phrase est ponctuée d'un smiley qui pleure. Elle dit que depuis elle s'en veut. Julie la rassure, c'est la vie, elle n'y est pour rien et c'est déjà merveilleux qu'un embryon ait tenu. C'est toujours paradoxal de consoler l'autre sur quelque chose qui nous peine davantage. Samantha leur demande s'ils connaissent le sexe de l'enfant. C'est eux qui lui apprennent qu'elle porte une fille.

Dans cette discussion, il y a beaucoup de remerciements et d'excuses. Tous les trois sont désolés des aléas de la grossesse, culpabilisent pour un peu tout et rien, s'assurent du fait qu'ils sont là les uns pour les autres et se remercient de l'être. C'est si difficile de créer une relation à trois, avec cette inconnue qui vient jouer ce rôle central et déterminant au milieu de leur couple.

Comme eux, Samantha ne comprend pas pourquoi jusqu'ici on les empêchait de discuter librement. Jusque-là, les échanges étaient impersonnels et formatés. Cette nouvelle étape change tout. Et leur permet de tourner la page de cet embryon qui n'a pas tenu. Julie et Yoann gardent dans un coin de la tête que rien n'est acquis, mais parviennent désormais à se réjouir de la situation. Leur fille s'appellera Rose.

13 décembre 2019, première échographie en live avec Samantha via WhatsApp. L'appréhension rend Julie et Yoann silencieux. Que dire dans une telle situation ? Comment intervenir dans cette pièce où ils ne sont pas ? Le gynécologue leur donne une nouvelle date de terme. Ce sera finalement le 15 juin. L'échographie dure cinq minutes montre en main. Confus, ils envoient tout de suite un message à Samantha et s'excusent « de ne pas avoir été très bavards ». « C'est à cause

de l'émotion et de la timidité. On doit améliorer notre anglais parlé. On va faire des progrès. C'était vraiment chouette, vous êtes belles toutes les deux », conclut Yoann.

Pour ne pas réduire leur relation aux seuls rendez-vous médicaux, Julie et Yoann proposent à Samantha un échange via Skype pendant les vacances de Noël. Sans raison particulière, juste pour créer du lien dans un cadre moins formel. Ils lui envoient aussi un colis rempli de cadeaux, des tee-shirts pour ses enfants, un sac pour elle, un mug avec des bonbons et un bola de grossesse.

Malgré la multitude de messages qu'ils s'envoient, ils savent finalement peu de choses sur Samantha, si ce n'est qu'elle est cheffe d'équipe en pédiatrie – cela les rassure – et qu'elle est mère célibataire avec deux enfants, une fille de douze ans et un garçon de six ans. Elle connaît les bébés, elle sait ce que sont les enfants, elle ne part pas à l'aveugle dans cette folle aventure.

Mais ces éléments restent purement factuels et ne traduisent pas vraiment qui elle est ni ce qu'elle pense. Sam a raconté à Julie être allée voir un film sur l'esclavage américain. C'est bête, mais ce signe de curiosité lui plaît. Plus rien de ce qui la concerne n'est anecdotique. Chaque détail a son importance. Que pense-t-elle de Donald Trump ? Est-ce qu'elle est pour le port des armes ? Est-elle croyante ? Ils ne lui poseront pas ces questions, ils n'ont pas envie de la déranger, de la contraindre, ils ont déjà l'impression d'être si intrusifs dans sa vie. Et de toute façon, peu importent les réponses. Même si ça leur fait drôle de ne pas les avoir.

À leur curiosité s'ajoute une crainte plus difficile à assumer : ils redoutent d'être déçus, que Samantha ne corresponde pas à l'image qu'ils s'en font. Forcément, Julie et Yoann auraient envie qu'elle leur ressemble. Mais est-ce seulement possible ? Les différences culturelles entre eux sont béantes. Alors, même s'ils venaient à découvrir qu'elle aime Trump et les armes, ils seraient certes horrifiés, mais devraient composer avec. Finalement, ce n'est peut-être pas plus mal de ne pas savoir.

Sam est impliquée et attentionnée, ils le sentent, et c'est à peu près la seule chose qui compte. Elle leur envoie des centaines de messages et tente de les inclure au maximum dans ce qu'elle vit. Elle leur conseille d'installer l'application Grossesse +. Julie regarde quotidiennement la graine de grenade devenir une myrtille, se transformer en cerise puis en fruit de la passion pour finir en pastèque… C'est très peu de choses pour parvenir à se projeter dans le rôle de mère. D'autant qu'ils n'ont pas de comptes-rendus ni de détails sur leur bébé. Ils n'osent pas en demander à Samantha, de peur de lui confier une nouvelle responsabilité. Elle a déjà assez à faire.

Alors, Julie et Yoann restent à la place que le protocole leur donne, avec son lot de frustration et de souffrance. Ils se contentent des photos et vidéos que Sam leur envoie, comme celle de la dernière échographie, où l'on entend le battement de cœur. Julie la regarde en boucle, peut-être trois cents fois, et écoute souvent dans ses écouteurs battre le cœur de sa fille.

« J1 » et « J2 »

Un Royal Cheese et des frites. En ce vendredi soir du mois de novembre, mon réconfort se trouve dans un McDonald's devant la série *The Crown*, la grande saga sur la famille royale britannique. Mes plus proches amies et ma sœur se succèdent chez moi pour m'apporter des gâteaux, du thé, simplement me montrer qu'elles sont là. Je laisse passer le week-end, sonnée. J'en saurai plus dans quarante-huit heures, je dois retourner à Port-Royal lundi matin. Un rendez-vous m'a été fixé au service de diagnostic anténatal, cet endroit au fond du couloir où l'on n'a pas forcément envie d'aller.

J'essaie de me préparer à l'idée de devoir faire le deuil de l'un des deux bébés que je porte. Mais j'ai du mal à m'y résoudre, je ne peux pas m'empêcher de garder un mince espoir. Je me répète sans cesse cette phrase : « Il y a un problème avec ce bébé. » Et dans le fond, je sais bien que nous n'allons avoir d'autre choix que d'interrompre sa croissance.

Bizarrement, avant même que je sois enceinte, Cyril et moi avions eu une discussion pour savoir ce que nous ferions en cas de trisomie 21. Cette possibilité l'effrayait tellement qu'il tenait absolument à en parler avant même qu'on puisse mettre dans cette décision un quelconque affect. « Je sais que je n'aurai pas les épaules pour affronter ça dans ma vie », m'avait-il dit. Il avait besoin d'être sûr que la question de garder le bébé ne se poserait pas pour moi non plus. C'est un questionnement infiniment intime et il n'existe aucune bonne solution, mais je savais aussi que, dans mon cas, je ne souhaiterais pas garder un bébé atteint par la trisomie 21. Peut-être que d'avoir les idées aussi claires sur le sujet était déjà une force. L'hésitation doit être insupportable.

En parlant à mes plus proches amies, je me rends vite compte que telle ou telle personne que je connais depuis des années a aussi un jumeau que sa mère a perdu pendant la grossesse. Mais ces histoires, si douloureuses soient-elles, appartiennent vite au passé. La naissance de celui qui reste écrase la douleur de celui dont la croissance a été interrompue. Et c'est tant mieux. Même si cela participe à cette impression générale que « tout s'est bien passé, merci ».

Retour à Port-Royal le lundi matin. Une nouvelle échographie permet de constater que la clarté nucale s'est encore épaissie. L'œdème ne se résorbe pas, mais empire. Il a aussi un décollement de la peau au niveau du ventre. Je ne savais même pas que ça pouvait exister, ça me peine pour lui. Cette aggravation a au moins le mérite de nous faire un peu plus accepter ce qui s'impose comme une évidence. Nous allons devoir interrompre cette grossesse.

Mon autre bébé va bien, lui. Il fait 8 cm et bouge dans tous les sens, on a même vu ses petites jambes s'agiter. Je suis infiniment triste et en même temps heureuse. C'est si paradoxal d'attendre un bébé et d'en perdre un.

Nous faisons désormais partie de ces couples qui patientent dans la salle d'attente au fond du couloir du troisième étage de Port-Royal. Je regarde ces hommes et ces femmes assis à côté de nous. S'ils patientent dans ce service-là, c'est qu'eux aussi ont un « problème » avec leur bébé. Mais lequel ? Ils n'ont pas forcément l'air tristes. Est-ce qu'ils souffrent comme nous ? Est-ce qu'ils masquent comme nous ? Ça n'a aucune espèce d'importance, mais ça me questionne.

Nous sommes reçus par trois femmes, dont la docteure B., que je rencontre pour la première fois. C'est elle qui va désormais s'occuper de notre dossier. Elle a les yeux bleus, un sourire doux et l'œil bienveillant. Elle est entourée de deux femmes, dont l'une est sage-femme. Elles nous sourient et nous regardent toutes avec empathie, comme pour nous dire qu'elles imaginent notre douleur et qu'elles sont là pour nous accompagner.

La docteure B. prend une feuille et un feutre noir. Elle dessine les deux poches dans lesquelles se trouvent les fœtus. C'est notre « chance », ce sont de faux jumeaux, ils sont chacun dans une poche distincte et ne partagent pas le même placenta. C'est ce qu'on appelle une grossesse bichoriale, biamniotique. Cela les préserve l'un de l'autre.

Calmement, la docteure B. nous détaille les nombreuses malformations de notre bébé. Je suis abasourdie, j'ai envie de m'effondrer, mais je tente de rester concentrée pour ne rien rater des informations qu'elle me donne. Elle a le ton juste, elle est douce et professionnelle. Je lui demande : « Est-ce que notre bébé peut être viable à terme ? » Elle ne répond pas directement, me dit que, au vu des malformations graves, nous pouvons recourir à une interruption médicale de grossesse, dite IMG, de celui qui est baptisé sur les comptes-rendus « J1 ».

Je dois faire une amniocentèse. Une aiguille va rentrer dans chacune des poches, pour prélever le liquide amniotique de chaque jumeau afin de déterminer son caryotype, la carte d'identité génétique du fœtus. À nous de choisir si nous voulons effectuer l'interruption de grossesse le jour même de l'amniocentèse, ou si nous voulons attendre la confirmation de la trisomie 21. Dans le fond, on sait que, quoi qu'il arrive, les problèmes de ce bébé sont bien trop lourds. Mais s'il y avait une chance que les choses s'améliorent ? J'aimerais que la docteure B. me dise précisément si mon bébé pourra vivre dans des conditions décentes, si cette hypothèse existe. Elle ne me le dira pas. Elle se contente volontairement de nous donner tous les éléments en sa connaissance pour que nous fassions notre choix librement. Mais je voudrais presque qu'elle sorte de son rôle en me disant quoi faire pour m'enlever le poids de la décision. À la fin de l'entretien, elle me donne une carte de visite avec le numéro de la psychologue de la maternité de Port-Royal.

Je n'ai jamais vu de psy de ma vie, je n'en ai jamais vraiment ressenti le besoin, même si je ne doute pas que cela puisse être utile à tout le monde. Puisque je redoute les conséquences de cette épreuve sur la suite de ma grossesse, puisque je voudrais vivre les mois qu'il me reste le plus normalement possible, je veux croire que le passage chez la psy me permettra de purger cette douleur, de crever l'abcès immédiatement pour mieux profiter de l'après. C'est pour ça que je le fais.

Je me rends au premier rendez-vous un mercredi matin glacial du mois de décembre. C'est bizarre d'aller voir une psychologue en allant à la maternité. Elle doit avoir mon âge. A-t-elle déjà été enceinte ? A-t-elle une idée intime de ce que l'on peut ressentir ? Elle doit voir passer tant de cas difficiles, dans cet hôpital qui accueille toutes les grossesses à risque.

Derrière ses petites lunettes, elle m'accueille dans ce bureau austère et impersonnel qui n'est pas le sien, un parmi tant d'autres dans les longs couloirs de Port-Royal. Elle me demande de raconter ce qu'il s'est passé. Je ne parviens pas à lui faire ce récit sans pleurer, trembler, et ça me gêne de suffoquer devant une inconnue. Lui parler rouvre des vannes que j'avais bien fermées. Elle me dit quelques phrases assez justes, mais je ne sais pas si j'ai envie de les entendre. « Vous avez déjà établi un lien physiologique avec eux et là vous êtes en train de vous préparer à vous séparer de l'un d'eux », développe-t-elle posément.

Je sors de l'entretien lessivée. Ce matin-là, c'est comme si j'avais entrevu l'immensité de ma peine. Et j'en viens à me demander si, réellement, cet exercice avec la psy m'aide plus qu'il ne m'enfonce. Depuis cette fameuse échographie, je tente de mettre de côté ma douleur pour pouvoir continuer mon quotidien normalement. Je suis en mode pilote automatique. Je continue de cacher ma grossesse, je ne l'annoncerai pas tant que l'on n'aura pas arrêté la croissance de « J1 ».

Pour parfaire ce mois de décembre, la France est paralysée par des grèves massives pour protester contre la réforme des retraites d'Édouard Philippe. Il n'y a plus de métro, je marche parfois une heure et demie sous la pluie pour rentrer chez moi. Il est impossible d'aller à la maternité en transports en commun et les taxis sont pris d'assaut, tous indisponibles. Chaque petit trajet du quotidien se transforme en une véritable galère.

L'amniocentèse est fixée au 23 décembre, la veille de notre départ à la campagne pour fêter Noël en famille. Le temps me paraît si long jusque-là. Je redoute que n'importe qui me demande si je suis enceinte. Je rêve de faire un saut dans le temps, d'être propulsée directement au 23 décembre pour mettre un terme à cette souffrance de porter un bébé dont je sais qu'il n'ira pas à terme.

L'interruption médicale de grossesse de « J1 » peut provoquer une fausse couche concernant « J2 ». Le risque est de 5 %. C'est faible, mais pas rarissime non plus. Je prie pour être cette fois dans les 95 %. Le simple fait que cette hypothèse existe me tétanise.

23 décembre. J'arrive à la maternité de Port-Royal et m'installe à la cafétéria, au rez-de-chaussée, où l'on trouve des magazines, des croissants et des cadeaux pour les nouveau-nés. Cyril me rejoindra dans quelques minutes, il est chaque matin à l'antenne sur Europe 1, où il présente le journal des médias. Devant mon café, mon portable vibre. Ce sont des messages de mes plus proches amies. Elles ont toutes été enceintes ces deux dernières années, et certaines le sont encore. Je n'ai jamais été très fan des approches genrées. Mais, pour la première fois de ma vie, je crois, j'ai le sentiment que seules les femmes peuvent comprendre ce que je ressens à ce moment précis. À travers leur empathie, je mets un sens derrière le terme « sororité », qui n'avait jamais vraiment fait partie de mon vocabulaire. Leur soutien me donne la force de quitter cette table de la cafétéria pour monter au bloc. Ce sont les derniers instants de « J1 ».

L'échographie réalisée juste avant l'amniocentèse montre que la clarté nucale s'est encore épaissie, elle est passée de 8 à 10 millimètres. La docteure B. voit aussi une malformation au cœur, les quatre cavités ne se sont pas formées, et elle constate un épanchement pulmonaire. Au moins cela me conforte dans l'idée que nous faisons le bon choix. Il faut interrompre cette grossesse, pour lui comme pour nous.

Dans ce moment douloureux survient une merveilleuse nouvelle, que nous n'attendions pas, ou du moins pas là. L'échographie nous permet de voir que « J2 » est un garçon. Je suis tellement heureuse. L'instant reflète tout à fait l'ambivalence de la situation et des sentiments qui vont avec, une douleur violente mêlée à un bonheur extraordinaire. Dans quel autre cas de figure peut-on ressentir simultanément des sentiments si antagonistes ?

Cyril et moi ne voulons pas connaître en revanche le sexe de « J1 ». À part rendre la chose potentiellement plus douloureuse qu'elle ne l'est déjà, je ne vois pas bien l'intérêt.

Je me déshabille dans un sas étroit et enfile une blouse bleue pour entrer dans le bloc opératoire. Je m'allonge sur la table, une musique classique à faible volume vient adoucir le moment. La docteure B. et les autres sages-femmes présentes sont toutes plus souriantes et attentives les unes que les autres. J'admire leur métier.

J'ai une peur inavouable que je n'ose pas leur dire. Je redoute qu'elles ne se trompent de poche et n'interrompent la grossesse de mon petit garçon. Ce n'est pas rationnel, je sais, mais c'est plus fort que moi. Avant que l'aiguille ne rentre dans mon ventre, j'ai envie de leur demander si elles sont sûres de piquer au bon endroit. Je me retiens, je ne dis rien. Je les entends parler de « J1 » et « J2 », qui apparaissent manifestement sur un écran. Moi, je ne vois rien, je suis derrière un drap qui crée un espace distinct entre ma tête et le reste de mon corps, comme si les deux parties cohabitaient dans deux pièces séparées. Je sens l'aiguille entrer dans mon ventre mais c'est parfaitement indolore. Dans ma tête au contraire, c'est terriblement douloureux. C'en est fini pour mon bébé.

J'essaie de rester concentrée pour ne pas craquer et surtout ne pas bouger d'un centimètre. C'est ce qui m'a été demandé, car l'interruption médicale de grossesse et l'amniocentèse requièrent des gestes extrêmement précis. La docteure B. et les sages-femmes qui m'entourent sont parfaites. Elles me disent que je suis forte. Lorsque l'opération se termine, je ne peux pas retenir mes larmes sur la table d'opération, mais cette fois j'ai le droit. L'intervention est terminée. Ça y est. Je suis triste et soulagée.

Le lendemain, je prends la route pour le Perche avec mon père et ma sœur, où nous allons fêter Noël chez les parents de Cyril. Le reste de ma famille est dans une autre voiture. Assise sur le fauteuil passager à côté de mon père, je reçois un appel en numéro masqué. Je reconnais tout de suite la voix de la docteure B. Je ne m'y attendais pas, elle a déjà les résultats de l'amniocentèse. Elle me donne le verdict. Notre bébé avait une trisomie 21. Elle me précise qu'il avait une « forme très sévère » et que nous avons pris « la bonne décision ». C'est la première fois qu'elle émet un jugement sur notre choix. Ça me fait du bien de l'entendre d'elle, le médecin, la « sachante ». Si elle le dit, c'est que c'est vrai. « J2 », lui, va bien. Les résultats sont bons, il n'y a aucune anomalie. Elle voulait m'en informer pour que je passe « des fêtes plus sereines ». Elle est tellement attentionnée.

Je raccroche et m'effondre en larmes. Même si les probabilités étaient grandes, la nouvelle reste violente. C'est le genre de choses dont on pense que ça n'arrive qu'aux autres. La possibilité existe, tout le monde le sait. Mais pourquoi serait-on ceux sur qui ça tombe ? Lorsque la docteure B. nous avait reçus au service de diagnostic anténatal, elle nous avait présenté une hypothèse qui prenait tout son sens : la stimulation ovarienne a forcé la nature et un ovocyte « imparfait » sur le plan génétique s'est présenté, alors que ça n'aurait pas forcément été le cas sans stimulation. D'un coup, tout s'éclairait. Mais nous n'aurons jamais la certitude du lien entre les deux.

Face à mes interrogations, la docteure B. m'avait expliqué ce que deviendrait ce fœtus dans mon corps après l'interruption. La poche allait se contracter pour devenir résiduelle et se coller au placenta. C'est difficilement concevable d'imaginer ce qui se passe dans mon ventre. Je ne sais pas comment composer avec la joie de porter un bébé qui va bien tout en faisant le deuil de son jumeau.

Alors, je fais encore une fois l'erreur de regarder sur Internet ce que je peux trouver sur mon cas de figure, qui me paraît tellement spécifique. Je tombe sur cette phrase horrible d'une femme dans la même situation que moi, qui parle « de porter la mort et la vie en même temps ». Je ferme aussitôt mon ordinateur, je ne voulais pas lire ça. La formule me heurte par sa violence mais peut-être, aussi, parce qu'elle résume le sentiment terrible que j'éprouve.

L'avis des autres

Qui est pour ? Qui est contre ? Julie et Yoann ne peuvent pas s'empêcher de se demander qui pense quoi de la GPA. Il n'y a pas de schéma limpide avec d'un côté les pro- et de l'autre les anti-. Il n'y a pas de critères sociologiques ou générationnels qui permettent de classer les uns et les autres. Cela ne dépend pas forcément du bord politique de chacun, mais davantage des ressorts intimes qui nous constituent.

Me concernant, tout le monde s'en fout un peu de la PMA, du moment que l'on est un couple hétéro. Lorsque les parlementaires l'ont élargie aux couples de femmes et aux femmes seules, cela a posé problème à un certain nombre de gens. Leurs arguments sont sûrement entendables, mais j'ai toujours du mal avec ceux qui s'autorisent aussi facilement à décréter qui est légitime ou non à avoir un enfant.

De temps à autre, Julie et Yoann doivent faire face à des avis très tranchés sur la GPA, si clivante en France. Comme les mots de cette comédienne, avec qui Yoann joue, ce jour d'octobre 2019 où l'Assemblée nationale vote l'extension de la PMA à toutes les femmes. La discussion bifurque, comme souvent, sur la GPA. Elle dit tout le mal qu'elle pense de ce qui constitue pour elle « une injonction faite aux femmes ». Yoann tente une comparaison : « Si tu es aveugle, on ne te laisse pas livré à toi-même. Pourquoi cela serait le cas si tu ne peux pas porter d'enfant ? » La discussion s'arrêtera là.

Sur le moment, ça le fait marrer. Mais lorsqu'il rentre chez lui, Yoann se met à crier. En fait, il s'est senti stigmatisé, jugé. Il le sait pourtant, des piques dans le genre, il va en recevoir beaucoup d'autres. Il a toujours qualifié la malformation de Julie de « handicap », que le *Larousse* définit comme tel : « Limitation d'activité ou restriction de participation à la vie en société due à une altération des capacités sensorielles, physiques, mentales, cognitives ou psychiques ». En quoi sa malformation génitale, qui l'empêche de porter un enfant, ne rentrerait-elle pas dans cette catégorie ? C'est la question que Yoann continue de se poser.

Les gens qui côtoient leur couple ne savent rien de l'aventure extraordinaire qu'ils sont en train de vivre, si ce n'est ceux qui font partie de leur cercle intime. L'association dont ils sont membres les a prévenus : il faut se méfier des gens mis dans la confidence. Certains membres de l'administration « balancent » les couples qui ont recours à une GPA et il n'est pas rare que des lenteurs se fassent ensuite ressentir. La mairie de Sannois, où ils vivent, est détenue par la droite, notoirement opposée à la GPA. S'ils déclarent leur enfant dans leur ville, que se passera-t-il ?

Julie et Yoann songent à se rendre à un rassemblement de la Manif pour tous, pour comprendre qui sont ces gens qui disqualifient d'emblée leur démarche, qui la jugent immorale. Leur principal argument, selon lequel il faut un père et une mère pour avoir un enfant, n'est pas recevable dans leur cas. Mais sont-ils pour autant plus légitimes qu'un couple homosexuel pour recourir à une GPA ?

Avant de se lancer dans une telle croisade, ils se sont longtemps posé tout un tas de questions éthiques. Participent-ils à la marchandisation du corps de la femme ? Tout cela revient-il à acheter son enfant ? Le fait que la femme porteuse soit rétribuée les a dérangés au départ. Pourtant, elle donne de son corps, de son temps, de sa santé pour les autres. L'altruisme pur n'existe pas, Samantha le fait en l'occurrence parce qu'elle veut payer des études à ses enfants. Mais vont-ils mettre des barrières morales là où cela convient à toutes les parties ? Après tout, cela se fait entre adultes consentants. Les femmes porteuses ne sont-elles pas assez matures et libres pour savoir ce qu'elles pensent et ce qu'elles veulent faire de leur corps ? Yoann compare toujours cette pratique à d'autres métiers. Quand on paye des déménageurs, qu'achetons-nous à part leur corps ? Qu'ont à vendre un footballeur, une danseuse, un top-modèle, si ce n'est leur corps ?

La question financière est omniprésente dans la GPA, tout se monnaye. Mais, une fois l'argent déposé sur un compte séquestre, Julie et Yoann n'y pensent plus vraiment. Si cette transaction donne un cadre, elle ne régit pas tout. Dans le fond, ce que Samantha fait pour eux n'a tout simplement pas de prix. Et c'est d'ailleurs peut-être le problème. L'argent ne règle en rien la culpabilité que ressent Julie. Les dizaines de milliers de dollars qu'ils lui donneront ne lui enlèveront jamais ce sentiment de tout lui devoir.

La grossesse via WhatsApp

J'avais peur de ne jamais pouvoir être heureuse enceinte, que ma peine d'avoir perdu l'un des jumeaux l'emporte sur tout le reste. C'est finalement l'inverse qui se produit. Le bonheur de porter mon fils est ce qu'il y a de plus fort. Alors, je me contente de dire que « tout se passe bien, merci », lorsque l'on me demande comment se déroule ma grossesse.

Je commence à sentir mon bébé dans mon ventre. Et pour moi, cela change tout, c'est une sensation incroyable. Ça me rassure, et ses petits coups viennent me surprendre de temps à autre. Tout va bien désormais, nous n'avons plus qu'à profiter. Et surtout, je n'ai plus à me cacher, je peux me balader dans la rue avec mon ventre tout rond. Je me sens beaucoup plus libre, je sors de l'enfermement des trois premiers mois.

Le corps de Julie ne se transforme pas. Certes, elle ne pense pas qu'une femme se définit par la faculté de pouvoir porter un enfant ou non. Mais malgré tout, le fait que cela lui soit impossible l'empêche de se sentir comme telle. Contrairement à ce qu'elle pensait, elle ne vit pas la chose comme un garçon. Elle la vit comme une femme qui ne peut pas porter son enfant. C'est radicalement différent. Pendant des années, Julie s'était persuadée qu'elle ne serait jamais mère, c'était un mécanisme de protection. Elle doit désormais se faire à l'idée qu'elle va avoir un enfant sans être enceinte, un paradoxe difficile à intégrer.

Lorsque l'on apprend que l'on est enceinte, d'une seconde à l'autre, rien n'est plus pareil. Tous les détails du quotidien, des habitudes alimentaires à l'hygiène de vie, nous rappellent, même quand tout cela est encore imperceptible, que notre corps ne nous appartient plus totalement. Je regarde mon père ouvrir les bonnes bouteilles de vin en me contentant de lire l'étiquette, je ne mange plus de poisson ni de viande crue (alors que j'ai une passion pour les sushis et la côte de bœuf saignante), je ne mets plus aucun de mes jeans taille haute et je quitte les soirées vers minuit.

Julie aimerait bien avoir ces contraintes. Mais elle continue à vivre comme avant. Dans le centre culturel où elle travaille, elle n'a toujours rien dit à son chef, monsieur R. Que va en dire cet homme de soixante-cinq ans qui montre si peu d'affect ? L'entretien, prévu le dernier jour de l'année 2019, l'angoisse terriblement. Elle a décidé de présenter les choses de manière très formelle : « Cela fait trois ans que nous construisons avec mon conjoint un projet parental. Nous avons utilisé une voie différente, en ayant recours à une GPA aux États-Unis. Je vais avoir besoin de temps pour aller chercher mon enfant. » Ces phrases, elle les a répétées en boucle dans sa tête pour ne pas se louper. La réponse de son patron l'étonne : « Ça, c'est une bonne nouvelle pour finir l'année ! Vous allez être maman ! Quand vous reviendrez, vous aurez changé de statut. » Julie souffle enfin. Mais ça veut dire quoi, « changer de statut » ?

Socialement, une bascule s'opère lorsque l'on est enceinte. Peut-être parce que l'on présente une forme de vulnérabilité physique et morale. Les autres prennent davantage soin de vous et c'est évidemment assez plaisant. À leurs yeux, vous avez déjà changé, vous êtes une future mère. C'est l'un des privilèges de la grossesse. Je le ressens beaucoup, quand Julie, elle, ne connaîtra jamais la douceur de cette parenthèse.

Elle va devenir mère tout autant que moi mais personne ne le sait. Personne ne la considère jamais comme telle.

Durant toute cette période, Julie et Yoann viennent une fois par mois chez nous pour me relater les derniers épisodes. Face à eux, je note en vrac tout ce qu'ils me disent sur mon ordinateur. Je les mitraille de questions, ils se confient, parfois même sur des aspects qu'ils n'ont pas encore abordés ensemble. Cela ressemble presque à une thérapie de couple. On y passe des soirées entières. Leur histoire me passionne pour tous les questionnements intimes et presque philosophiques qu'elle pose. J'accumule des dizaines et des dizaines de pages. À chaque entretien avec eux, mon ventre s'arrondit un peu plus. J'en suis au même stade que Samantha, à quatorze jours près. C'est fou et un peu étrange à la fois. Nous n'en parlons pas. Julie ne me dira que des mois plus tard que ce parallélisme ne l'a pas dérangée. Parce qu'elle n'a jamais vécu aucune grossesse par procuration. Elle sait depuis ses seize ans qu'elle ne pourra pas être enceinte. Cette idée est bien trop profondément ancrée en elle pour que la seule envie de porter son enfant puisse exister chez elle.

Le hasard de la vie fait qu'Elsa, la sœur de Yoann, est elle aussi enceinte, avec trois mois d'avance sur

Samantha. Julie regarde en spectatrice ce couple qui vit à quelques mètres de chez eux se préparer à l'arrivée de leur bébé.

Matérialiser la grossesse alors que rien ne change, se l'approprier en vivant les différentes étapes par écrans interposés, c'est surréaliste. Elle aurait envie de voir Sam tous les jours, elle aimerait que leur enfant entende leurs voix. Mais les 9 000 kilomètres qui les séparent la renvoient plus que jamais à sa situation. Ici, il ne se passe rien, la grossesse se résume aux messages WhatsApp. Ils trouvent leur vie plus linéaire que jamais.

À part sa psy, Geneviève, et moi-même pour l'écriture du livre, Julie ne parle à personne de la manière dont elle vit réellement les choses. Elle donne les nouvelles les plus factuelles qui soient à ses plus proches – « Samantha et le bébé vont bien, merci » –, mais jamais elle ne s'étend pour dire toute la complexité des sentiments qui l'habitent et tous les doutes, même les plus insensés, qui la tiraillent. Qu'est-ce qui lui prouve que c'est son enfant que Samantha porte ? Que va-t-il se passer lorsqu'ils la rencontreront pour la première fois ? Est-ce qu'ils vont pouvoir toucher son ventre ? Ce sont ces questionnements qu'elle livre à Geneviève tous les quinze jours. Au fur et à mesure, elle est devenue pour Julie un pilier, la seule et unique personne à qui elle peut livrer tous ses ressentis, même les plus honteux.

Geneviève est plus qu'une psy, elle fait désormais partie intégrante de son histoire. Elle lui a donné un conseil : acheter quelque chose pour son futur enfant. Chez Monoprix, Julie choisit un pyjama avec des animaux et un doudou gris. Mais elle n'arrive pas à imaginer sa future fille dedans. Leurs amis leur donnent une multitude d'affaires de bébé, ils n'ont rien à acheter, ils ont déjà tout. C'est gentil, c'est pour eux le seul moyen de les soutenir, mais, en réalité, tout ce matériel de puériculture qui s'amoncelle chez eux oppresse Julie. Elle n'en est pas là, elle n'en veut pas tout de suite.

C'est exactement ce que je ressens ce jour où ma mère m'apporte gentiment un sac avec des produits bio pour bébés. Je suis alors enceinte de cinq mois et les choses me semblent encore trop incertaines pour concrétiser quoi que ce soit. Je mets ce sac dans un coin de mon appartement, je ne suis pas prête à l'ouvrir.

La peur nous empêche toutes les deux de nous projeter. Nous avançons étape par étape. Nos proches semblent réaliser parfois mieux que nous ce qui nous attend.

Les parents et les sœurs jumelles de Julie, Marie et Fanny, sont à la fois soucieux et impatients. Et comme toujours, ils ne lui posent pas trop de questions, de peur de la brusquer, d'être trop envahissants. Naturellement, ils s'enthousiasment. Ce qui renforce le sentiment de solitude de Julie. Elle est incapable, à ce stade, d'éprouver une quelconque forme de joie. Elle est rongée par l'appréhension.

15 février 2019. Samantha leur envoie une photo d'elle avec un ventre qui s'arrondit très nettement. Cela fait bientôt cinq mois qu'elle est enceinte. Elle a envoyé cette image sans prévenir, par pure bienveillance et souci de leur faire vivre sa grossesse. Julie est en train de boire un verre avec ses amis quand son téléphone vibre. C'est un choc. Ça lui fait mal de se dire que, pendant que son enfant se développe, elle sirote du vin à des milliers de kilomètres. Avec cette photo, elle prend conscience qu'elle n'a jamais vraiment pensé à ce qu'il se passait dans le ventre de Samantha, peut-être parce que le sien restait vide.

C'est en regardant cette image que commence à naître chez Julie une crainte qui ne la quitte plus : et si la séparation entre Sam et Rose à la naissance constituait déjà un traumatisme pour son enfant ? Leur fille s'habitue à un climat, à des odeurs. Samantha parle une autre langue, mange différemment. Son enfant n'a jamais senti ni entendu Julie. On dit qu'à la naissance l'enfant reconnaît le rythme cardiaque de sa mère. Avec Julie, ça ne sera pas le cas. Est-ce que faire du peau à peau aura un sens ? Julie se sent démunie et déjà coupable.

Pour que Rose puisse s'habituer à leurs voix, Julie et Yoann enregistrent des messages vocaux. Samantha les fait écouter à leur bébé. Julie lit ce livre qu'elle avait elle-même dévoré en boucle lorsqu'elle était enfant, *Petit ours brun qui cherche la lune*. Yoann présente à Rose sa famille et lui explique où elle va vivre. Ils composent aussi une playlist de leurs musiques préférées : « California Dreamin' » de Jose Feliciano, « Histoire de roses » de Robert Lamoureux, « Paradis » d'Orelsan...

C'est par une signature électronique que Julie et Yoann deviennent officiellement les parents de Rose aux yeux de la loi américaine, trois mois avant sa naissance. Ils paraphent le « pre-birth order », ce préjugement en parentalité, qui certifie que les « parents d'intention » sont bien les parents officiels de l'enfant à naître.

Début mars, Julie et Yoann reçoivent chez eux un colis venant des États-Unis. Dedans se trouvent plusieurs photos d'échographies de mauvaise qualité, dont l'une que Samantha a encadrée. En plus de ces clichés, sur lesquels ils peinent à déceler le visage et le corps de leur futur enfant, se trouve une peluche, une licorne d'un violet fluo avec des ailes. On peut le dire, elle est au mieux très kitsch, au pire très moche. Samantha a glissé un mot qui se conclut par un « P-S : Pressez la licorne. »

Lorsqu'ils appuient sur la peluche, Julie et Yoann entendent les battements du cœur de leur fille. Ils s'attendaient à tout sauf à ça. Yoann fond en larmes en voyant la tête complètement hallucinée de Julie. La peluche restera dans leur salon. Quand ils en ont envie, ils la pressent pour écouter ce battement, si incroyable dans l'oreille de quiconque va devenir parent. Bizarrement, ils se mettent à trouver cette licorne beaucoup plus jolie.

« Soyez flexibles »

12 mars 2020. Julie est assise à son bureau du Centre des arts d'Enghien-les-Bains, où elle s'apprête à accueillir une classe pour leur faire visiter une exposition, un jeudi comme les autres. Une notification du journal *Le Monde* barre l'écran d'accueil de son portable. Donald Trump annonce la fermeture des frontières. Les Européens ne pourront plus rentrer sur le sol américain, et ce, jusqu'à nouvel ordre.

Julie et Yoann sont censés partir dans dix semaines. Leur sentiment se résume assez simplement : « C'est la merde ! » Julie s'imagine un instant Rose, seule à la naissance. Ça l'éloigne encore plus d'elle. Elle écrit tout de suite à Samantha pour la rassurer, lui dire qu'ils ont encore deux mois et demi pour trouver une solution. Il n'y a pas de quoi paniquer. Julie, de nature calme, tente d'apporter une touche de rationnel dans cette situation qui dépasse le monde entier.

Quatre jours plus tard, Emmanuel Macron annonce que la France se confine. Du jour au lendemain, les rues de Paris deviennent désertes. Plus personne ne franchit le pas de sa porte. Comment imaginer dans un tel contexte rejoindre le bout du monde ? Le confinement offre à Julie et Yoann tout le temps de se faire des nœuds au cerveau. Ils scrutent chaque jour l'actualité américaine, se mettent à suivre le compte Twitter de Donald Trump, celui de l'AFP dédié aux États-Unis.

Yoann développe un sentiment très ambigu vis-à-vis de cet homme à la mèche blonde. Il déteste ce président si vulgaire. Mais si celui-ci décidait d'ouvrir les frontières, il lui en serait reconnaissant, il ne pourrait pas s'en empêcher. L'esprit est plastique.

Au tout début du confinement, Julie perd le goût et l'odorat, premiers symptômes potentiels du Covid. Même chose pour Yoann, qui fait dans les jours suivants un malaise vagal. Cette parenthèse très anxiogène les oblige à plonger dans un nouveau tunnel administratif. Que ce soit leur avocat américain, leur avocate française, l'ambassade américaine à Paris, l'agence en Californie ou l'association, personne ne peut envisager la moindre solution tant la situation est inédite.

Dans ce brouillard, trois options finissent par se dégager. Hypothèse la plus optimiste, ils pourront tous les deux partir. Scénario intermédiaire, seul l'un d'entre eux s'envolera pour les États-Unis. Pire des cas, ni l'un ni l'autre ne pourront se rendre à Los Angeles et il faudra faire une procuration à quelqu'un sur place pour qu'il s'occupe de leur bébé à sa naissance. Ce qui revient très concrètement à envisager l'impensable.

Momar, leur ami vivant à San Francisco, accepte d'aller, si besoin, s'occuper de Rose les premiers jours de sa vie. Mais comment imaginer sérieusement un tel scénario ? Après avoir vécu une grossesse à distance, comment tolérer de ne pas voir leur enfant naître ? Ils seront avec Rose pour son premier souffle, il ne peut pas en être autrement. Le visage de Julie doit être le premier que sa fille verra en ouvrant ses paupières. Sinon, cela reviendrait pour elle à abandonner son enfant.

Dans ce contexte un brin apocalyptique, une nouvelle routine s'installe. Lorsque le printemps arrive, Julie et Yoann s'offrent quelques moments de répit sur la terrasse de leur maison, qui domine un jardin où les premiers signes de la saison apparaissent. Une fois par semaine, Julie s'entretient par téléphone avec Geneviève, sa sauveuse, qui ne lui fait pas payer plusieurs consultations.

Bizarrement, la période qui s'ouvre est pour moi une parenthèse assez douce. Nous vivons dans notre appartement les fenêtres grandes ouvertes, le quartier n'a jamais été si calme. Le canal Saint-Martin est désert, je vais y marcher une heure par jour. Il fait un temps magnifique, je prends chaque jour mon café à la fenêtre, en plein soleil. Dans mon fauteuil Voltaire, je regarde mon ventre faire des vagues incessantes. Cyril et moi commençons à recevoir par colis des cadeaux de naissance. Nous préparons la chambre de notre fils et j'adore l'idée de lui créer un cocon. J'apprends que cela a un nom, l'instinct de nidification.

Dans la torpeur du confinement, un moment vient apporter à Julie et Yoann un peu de réconfort. À travers leur écran, ils assistent à une échographie 3D et voient leur enfant bâiller. C'est la première fois qu'ils perçoivent aussi bien son visage. La sœur et la mère de Samantha l'ont accompagnée à l'hôpital. Ça les rassure, elle est donc moins seule que ce qu'ils redoutaient.

Aux États-Unis, il n'y a pas de congé maternité. Chaque jour d'arrêt est à la charge de Julie et Yoann. Samantha leur demande s'ils préféreraient qu'elle arrête de travailler en raison du Covid. Elle leur laisse le libre choix, estimant que cette décision leur revient. Julie et Yoann hésitent. Si travailler fait partie de son équilibre, ils la soutiendront. Mais peut-être devrait-elle s'arrêter ? Il faudrait alors lui verser l'intégralité du salaire qu'elle n'aura pas touché, soit 7 000 euros. C'est précisément la somme qu'il leur reste de côté. Est-ce rationnel ou est-ce la peur qui parle ? Si Samantha avait le moindre problème de santé, ils s'en voudraient tellement plus que d'avoir dépensé ces 7 000 euros. Au moins, ils n'auront aucun regret.

Quelques jours plus tard, ils reçoivent une nouvelle photo de Samantha et de son ventre devenu proéminent. Ça fait plaisir à Yoann. Si son ventre grossit, c'est que leur fille se développe bien. Pour Julie, observer ce ventre massif est toujours aussi malaisant. Elle se force à regarder ces images parce que ça lui paraîtrait bizarre de ne pas le faire. N'est-ce pas un mal nécessaire pour intégrer ce qu'il se passe ?

Comme chaque fois, l'échographie laisse à Julie et Yoann un réel sentiment de frustration. Le médecin leur parle en *pounds* et *feet*. Ils n'ont pas vraiment compris le poids de leur bébé. Peu importe, elle va bien. Sa tête est en bas et la poche est bien fermée.

Contrairement aux autres parents, Julie et Yoann n'ont droit à aucune préparation à l'accouchement, dont peuvent bénéficier en France les couples qui attendent un enfant. Ces sept séances, intégralement remboursées par l'Assurance maladie, qui se font généralement avec des sages-femmes, constituent une sorte de formation sur le déroulé de l'accouchement mais aussi l'après, les premiers jours avec l'enfant, la nourriture, le sommeil, etc. C'est ce que nous faisons, avec une sage-femme extraordinaire, installée dans le 10e arrondissement, à quelques mètres à peine de chez nous. Les premiers rendez-vous se font par visioconférence, nous sommes toujours confinés. Elle nous détaille les étapes assez peu glamour de l'accouchement, puis du post-partum.

Pour entrevoir les contours de ce nouveau monde, Julie et Yoann prennent rendez-vous chez la pédiatre qui a suivi Julie plus jeune. Elle les soutient, leur donne plein de conseils, et leur fait même cadeau de la consultation. Julie a sorti la machine à coudre de sa grand-mère. Elle fabrique des pantalons pour son bébé, achète une poussette d'occasion sur Vinted. La vendeuse lui demande pour quand est l'heureux événement. Sans trop savoir pourquoi, Julie lui dit la vérité, elle n'est pas enceinte, mais elle attend un bébé. Après tout, les confidences les plus intimes n'ont aucun impact auprès des inconnus. Elle reçoit ce message : « Je suis tellement heureuse de vous avoir choisie. » C'est sûr, leur histoire n'indiffère personne.

Six semaines avant leur départ pour les États-Unis, Julie et Yoann n'ont toujours aucune certitude sur la possibilité de pouvoir franchir les frontières américaines. L'agence via laquelle ils ont recours à la GPA a écrit une lettre à l'ambassade américaine à Paris pour défendre le caractère indispensable de leur présence à la naissance. Mais ce courrier ne suffit pas. L'ambassade demande sans cesse un justificatif supplémentaire. C'est sans fin…

On finit par leur réclamer une lettre de l'hôpital où la naissance doit avoir lieu et le détail de leur plan de quatorzaine, obligatoire à l'arrivée sur place. Julie harcèle l'ambassade pour obtenir une réponse après avoir envoyé une dizaine de documents, arguant de leur besoin impérieux de partir. Quel motif plus légitime que d'aller chercher son enfant ? La seule réponse qu'ils obtiennent d'eux, c'est « soyez flexibles ». C'est à rendre fou !

Qu'ils aient un laissez-passer ou non de l'ambassade, ils feront tout pour passer les frontières. Ils n'ont rien à perdre. Et puis, qui pourrait accepter l'idée d'être privé de la naissance de son enfant pour des raisons administratives ou sanitaires ? Via un forum de l'association, digne des débuts d'Internet, Julie et Yoann échangent avec des couples dans la même détresse qu'eux. L'un d'eux a réussi à partir le 25 avril. Cela leur laisse une lueur d'espoir, même si la circulation des hommes entre l'Europe et les États-Unis est quasiment réduite à néant.

Mi-mai, Julie s'arrête de travailler. Non parce qu'elle a un congé maternité, mais parce qu'elle accumule la somme de ses congés payés, RTT, heures supplémentaires, pour s'accorder deux semaines avant le départ pour les États-Unis. Elle est désormais totalement concentrée sur sa relation épistolaire avec les ambassades et sur l'arrivée de Rose. Yoann et elle préparent sa chambre, trient les vêtements et toute la paperasse. Ils engloutissent au passage les dix saisons de *Friends*, c'est léger et réconfortant, bien adapté au moment. Ils passent aussi beaucoup de temps sur WhatsApp avec Samantha.

11 mai 2020, la France est déconfinée et retrouve un semblant de vie normale. Malgré l'anxiété de la situation, Julie et Yoann enchaînent les dîners avec leurs amis et leurs familles. C'est la dernière fois qu'ils les voient avant de revenir, ils l'espèrent, à trois.

1er juin 2020, date du vol pour Los Angeles. Les jours précédents ont défilé au ralenti et la réponse de l'ambassade n'est jamais venue. Ils se rendent quand même à Roissy-Charles-de-Gaulle pour tenter de monter dans l'avion. Ils ont avec eux l'intégralité de leur dossier imprimé, tous les documents envoyés à l'ambassade, un test Covid négatif, l'ESTA, le laissez-passer pour franchir la frontière américaine ainsi que deux énormes valises. Dans le doute, Julie a même pris un Doliprane, au cas où elle aurait, par un hasard malencontreux, un peu de fièvre.

Quand ils arrivent à l'aéroport, ils sont à la fois heureux et inquiets. Les couloirs sont vides. Ils s'enregistrent, passent les barrières de sécurité sans problème et arrivent dans la salle d'embarquement. C'est gagné, il n'y a plus de raison à ce stade de ne pas pouvoir partir. Ils envoient une photo d'eux à l'aéroport à leurs familles et amis pour leur dire qu'ils vont enfin s'envoler pour les États-Unis !

En attendant l'ouverture de l'embarquement, Julie se rend compte qu'un autre nom que le sien est inscrit sur son billet. Par acquit de conscience, ils vont signaler l'anomalie au comptoir. Après trois clics sur son ordinateur, l'homme derrière la vitre leur annonce que le nom de Yoann apparaît en rouge. En revanche, celui de Julie figure en vert dans son logiciel. C'est incompréhensible ! Un policier américain des services d'immigration est appelé pour procéder à une vérification supplémentaire. Finalement, aucun d'entre eux ne peut partir. « Je suis désolé », glisse cet homme dans son uniforme bleu et sa chemise blanche, sur lequel un écusson des services américains est accroché. Il constate que leur dossier est bien complet mais ne peut pas faire grand-chose aujourd'hui, c'est un jour férié, les bureaux de l'ambassade sont vides.

Yoann s'agace, il pète un plomb et tente d'expliquer qu'ils vont les empêcher d'assister à la naissance de leur enfant. Malgré la fureur légitime que peut susciter une telle situation, Julie reste calme, comme toujours, et demande à Yoann de s'écarter. Elle veut trouver une solution. Elle sent bien que ce policier pourrait leur ouvrir une porte vers leur fille. Il donne à Julie son adresse mail afin qu'elle lui envoie l'intégralité de leur dossier. Elle le fait immédiatement, devant lui. Derrière les vitres de la salle d'embarquement, l'avion décolle, sous leurs yeux. C'est un cauchemar.

Avant de quitter l'aéroport, ils passent au comptoir pour se faire rembourser. Trop tard puisque le vol est déjà parti. Ils doivent acheter un nouveau billet d'avion qui part dans sept jours, sans aucune certitude de pouvoir embarquer.

Dépités et assommés, ils pleurent tout le long dans la voiture qui les ramène à Sannois. Une fois chez eux, ils se plongent sous leur couette. Dès le lendemain, un mail du fameux policier américain les attend :

Mrs. Fichera,

J'ai obtenu pour vous et M. Josefsberg l'autorisation de voyager le 8 juin. Je travaillerai ce jour-là. Si vous m'appelez à votre arrivée à l'aéroport, je vous retrouverai au check-in Air France, zone 4 et 5 du Terminal 2 E. Ne vous inquiétez pas et détendez-vous, j'ai aidé beaucoup de personnes dans votre situation et tout ira bien.

Julie et Yoann connaissent d'autres couples dans le même cas qu'eux. L'un d'eux attend toujours de pouvoir partir aux États-Unis alors que leur petit garçon est né, avec quelques jours d'avance. Julie demande au policier si elle peut donner son contact à ces parents désespérés. Il accepte, mais uniquement pour ce couple. C'est sans fin sinon.

Dans les heures qui suivent son échange avec le policier américain, Julie rafraîchit frénétiquement la page du site de l'ESTA. Jusqu'à ce qu'elle tombe sur ces deux mots, qu'ils lisent et relisent tant ils peinent à y croire : « Statut autorisé ».

Des cheveux blonds et des yeux bleus

Il y a dans l'air de Paris une joie de vivre ambiante. Nous sommes déconfinés depuis trois semaines. Il fait 25 °C, la température idéale. On se croirait en plein été, nous sommes le dernier week-end du mois de mai. Je suis enceinte jusqu'au cou et porte tout le temps ma robe longue bleu foncé à fleurs. Je suis si bien dedans, elle ne me serre nulle part, c'est devenu rare.

C'est cette tenue que je porte ce samedi 30 mai, lorsque nous allons en fin de journée chez Baptiste et Barbara, qui vivent à quelques encablures de chez nous, dans le 20e arrondissement. Je me suis toujours sentie bien dans leur appartement, ce genre d'endroit dont, on ne sait pas trop pourquoi, on se dit que ça pourrait être chez soi.

C'est l'anniversaire de Barbara. Un apéro, nous sommes une dizaine, réunis dans le salon pour entonner un « joyeux anniversaire », je regarde les autres boire les premiers verres de rosé de la saison. Bab souffle ses bougies. Je vais dans la foulée ouvrir la porte du frigo pour me servir un verre d'eau dans la cuisine quand, tout d'un coup, de l'eau tiède et inodore forme une flaque à mes pieds. Je mets une demi-seconde à réaliser ce qu'il vient de se passer. C'est pourtant limpide, j'ai perdu les eaux. Mon terme est dans trois semaines, je suis presque sous le choc, un peu tremblotante.

Tout le monde est dans le salon autour de Bab qui ouvre ses cadeaux. Personne ne s'est aperçu de rien. Je ne sais pas comment interrompre la scène. Je fais des signes à Cyril qui est pris dans une conversation et ne me voit pas. Je tente alors ma chance auprès de Bab et lui glisse à l'oreille : « Ma poule, je viens de perdre les eaux. » Et là, elle s'interrompt : « Attendez les gars, on arrête tout, Caro vient de perdre les eaux ! » Cyril n'y croit pas une demi-seconde et reprend sa conversation. Je dois insister pour lui faire comprendre qu'il y a réellement de l'eau sur le sol de la cuisine ! Je continue de trembler, j'ai peur et je suis excitée à la fois. Cyril finit par comprendre à ma tête que ce n'est pas une blague.

J'appelle la maternité, qui me dit d'aller tranquillement chez moi prendre une douche et toutes mes affaires. Nous commandons illico un taxi. Sans que je m'en sois rendu compte, Bab m'a glissé sous le bras un sac avec une serviette de toilette et une grande bouteille d'eau. Je suis un peu perdue, mais tous semblent excités pour nous et leur enthousiasme me porte. La plupart sont devenus parents ces trois dernières années. D'ailleurs, ce jour-là, parmi les enfants présents, se trouvent des jumeaux dont l'un d'eux s'appelle Sacha, ce prénom que nous comptons donner à notre fils. On file dans le taxi, ils nous regardent partir par la fenêtre : « Profitez bien, c'est génial ! » J'ai du mal à saisir ce qu'il se passe. C'est une scène dont on se demande toujours quand est-ce qu'elle va avoir lieu et comment elle va se dérouler. J'ai adoré que les choses se fassent comme ça, à l'improviste, et d'être chez Bab, avec elle à ce moment-là de ma vie.

Nous filons à la maternité de Port-Royal. La sage-femme m'ausculte. En plus de la rupture de la poche des eaux, mon col a déjà commencé à se dilater et je n'ai absolument rien senti. Elle nous conseille d'aller nous balader au moins deux heures dans les jardins de l'hôpital, le travail peut encore être très long. Il fait nuit, la température est douce, on se promène dans les jardins du cloître de l'hôpital Cochin.

Ils sont déserts et c'est plaisant de se sentir seuls au monde.

Au fur et à mesure, les contractions deviennent plus régulières et douloureuses. Je me plie en quatre et Cyril me regarde, décontenancé, sans savoir quoi faire. Nous retournons dans la salle de travail. Mon col s'est encore dilaté d'un centimètre. Nous allons cette fois en salle de naissance. Je demande à avoir la péridurale tant la douleur devient intenable. Chaque contraction me fait l'effet d'une décharge électrique qui irradie de la taille jusqu'aux genoux. Les sages-femmes me font savoir que l'anesthésiste ne va pas tarder, sept femmes sont arrivées au même moment en salle de naissance. À chaque contraction, je me demande comment je vais supporter la prochaine. J'ai tellement mal que j'en vomis. J'ai l'impression d'être rendue à l'état animal. Plus rien d'autre n'existe que cette douleur et ma résistance face à elle.

Je n'attends qu'une chose, que l'anesthésiste me plante enfin sa grosse aiguille dans le dos. Mais au moment où le médecin l'insère dans le bas de ma colonne vertébrale, une contraction arrive. Avec son accent croate, il me met en garde sur un ton ferme. Je ne dois surtout pas bouger. Je m'exécute.

À partir de ce moment précis, tout va mieux. Je suis rentrée à la maternité à 21 h 30, il est 2 h 53 du matin. Les dernières heures ont été épiques et je ne pensais pas éprouver un jour dans ma vie une telle douleur. Désormais, je ne sens plus rien, je plane, je suis bien dans mon lit. Les heures passent, Cyril s'enfile des hot-dogs, des madeleines et boit du café. Je m'endors et, pendant les interstices de réveil, je suis abreuvée de messages de notre famille. Cyril a créé une boucle WhatsApp avec nos parents et nos sœurs respectifs. Ça déborde d'excitation, d'impatience et d'amour. Notre fils a la chance d'être attendu et déjà aimé. Je regarde les messages défiler, ça me fait du bien, mais je n'ai pas le courage d'y répondre.

À 18 h 27, vingt et une heures après avoir perdu les eaux, je mets enfin au monde notre petit garçon. Les sages-femmes me le posent sur la poitrine. Je n'en reviens pas. Ses cheveux sont blonds, ses yeux sont bleus. J'ai du mal à y croire. Nous deux qui sommes bruns aux yeux marron, on admire notre enfant, on s'embrasse et on pleure.

Le lendemain, lundi 1er juin, à l'antenne d'Europe 1, Philippe Vandel justifie l'absence du présentateur du journal des médias : « Cyril Lacarrière a connu ce week-end un heureux événement. On embrasse le papa, on félicite la maman et le petit Sacha, qui nous écoutent, évidemment. »

Welcome les « Frenchies »

À Port-Royal, les visites sont interdites à cause du Covid, et c'est finalement agréable d'être enfermés dans cette bulle de bonheur. Après trois jours passés tous les trois dans notre chambre de la maternité, nous quittons ce lieu où Sacha est né. Mes parents, venus nous chercher pour nous ramener chez nous, découvrent le visage de leur troisième petit-enfant, après mes neveux Alma et Victor, endormi dans son cosy. Nous posons nos sacs et trinquons. Je redécouvre avec délectation le goût du vin et du saucisson. Doucement, nous prenons nos marques dans cette nouvelle vie à trois, en sirotant tous les jours du champagne, avec nos amis et familles, qui défilent dans notre salon. J'ai encore mal partout mais je suis portée par le bonheur qui nous entoure.

Je sors à peine de la maternité que Julie et Yoann ferment leurs valises et reprennent leur dossier sous le bras, direction l'aéroport. Nous nous présenterons nos enfants à leur retour des États-Unis.

Les couloirs de Roissy sont toujours aussi vides. À l'enregistrement, ils tombent sur ce couple dont le petit garçon est déjà né. Le fameux policier est aussi parvenu à démêler leur situation. Combien de parents cet homme a-t-il aidés ? En se comparant à leur cas, Julie et Yoann se sentent chanceux. Si tout va bien, ils seront là à temps pour la naissance de Rose.

À chaque contrôle, la moindre attente intensifie leur rythme cardiaque. Mais cette fois, il n'y a aucun obstacle sur leur route. Ils montent dans l'avion pour Los Angeles. Ils sont surexcités et multiplient les textos à tous leurs proches. « Ça y est, on est à bord ! » Ils m'envoient une photo d'eux dans l'avion. C'est fou comme le bonheur et l'excitation se lisent sur les visages.

L'avion est vide et c'est un vol direct. Chaque passager a trois places pour lui tout seul, le luxe ! Julie et Yoann s'enferment chacun dans leur bulle. Julie ne dort pas beaucoup, elle enchaîne les films, *Les Éblouis*, *Three Billboards*, pas vraiment de quoi décompresser, mais plutôt utile pour occuper les onze heures et trente-cinq minutes de vol.

Le passage de la douane sur le sol américain les angoisse. Comment présenter la raison de leur venue ?

Quelqu'un pourrait-il y trouver quelque chose à redire ? Tout est possible, vu les questions souvent délirantes posées aux étrangers qui arrivent sur le territoire américain.

À l'aéroport de Los Angeles, lorsque le douanier leur demande pourquoi ils se rendent aux États-Unis, Julie et Yoann livrent une réponse claire : « On est venu chercher notre bébé. » L'homme face à eux les félicite et les laisse passer. Le cosy qu'ils portent à la main est finalement leur meilleur passeport. Ici, Julie n'a pas besoin d'être enceinte pour être considérée comme une future mère. La GPA est admise dans les mœurs. On les regarde enfin comme des parents.

Devant le hall immense où débarquent des voyageurs du monde entier, Samantha les attend dans sa Chrysler bleu marine. C'est elle qui s'est proposée de venir les chercher avec sa fille. Yoann est impatient de la voir en vrai, de pouvoir la remercier de vive voix. Julie redoute plutôt ce moment. Au dépose-minute, Samantha apparaît, souriante, anxieuse et excitée, dans une robe grise moulante et des tongs. Elle porte à son cou le bola de grossesse qu'ils lui avaient envoyé. Elle vient vers eux comme si elle les connaissait depuis toujours. Julie et Yoann l'enlacent chacun leur tour, un bon *hug* à l'américaine. Ils sont désormais à côté de leur fille, soulagés.

Dans la voiture, tout le monde est un peu impressionné par la situation. Que faire d'une telle rencontre ? La fille de Samantha leur demande si l'on trouve aussi des iPhone en France et quel style de voitures est le plus répandu. Elle s'imagine que Paris n'est traversé que par des Mini Cooper, comme dans le film *Mister Bean*. Sa légèreté adoucit le moment.

En les déposant en bas de leur immeuble de Long Beach, où Julie et Yoann ont loué un appartement sur Airbnb, Samantha leur propose de toucher son ventre. Yoann le fait parce qu'il en a envie, Julie agit par politesse. Elle ne s'attendait pas à avoir une proximité physique si rapide avec elle. Et ce geste ne lui permet en rien de réaliser que, dans le ventre de cette femme, se trouve son enfant.

Les premiers jours, Julie et Yoann profitent du soleil californien, se payent des pancakes dans des *diners* avec des mugs géants de café. Ils se baladent sur l'immense plage de Long Beach, où les Californiens défilent à rollers ou avec leur chien. On se croirait presque dans *Alerte à Malibu* mais sans Pamela Anderson.

L'accouchement est prévu dans huit jours. C'est le temps dont ils disposent pour mieux connaître Samantha et découvrir sa vie. Ils se retrouvent pour aller au restaurant ou se balader le long de la plage au coucher du soleil. Julie m'envoie une photo de Samantha, entre elle et Yoann. Ils posent chacun la main sur son ventre et sourient tous les trois. C'est important pour eux d'immortaliser leur présence aux côtés de Rose et de la femme qui la porte.

La mère, la sœur et le beau-frère de Sam l'accompagnent souvent lors de ces petites virées. Ils sont tous aussi accueillants qu'enthousiastes, fidèles au stéréotype de l'Américain que Julie et Yoann ont en tête. Ils ont droit à des *hugs* et des tonnes de cadeaux pour Rose. Eux aussi sont venus les bras chargés pour Samantha et sa famille. Des fleurs séchées, des bérets, un tee-shirt de l'équipe de France pour son fils...

La famille de Sam veut tout savoir de ces « Frenchies », dont elle ignore totalement le mode de vie. Les conversations sont légères et superficielles, du *small talk* comme les Américains savent faire. Et cela convient à tout le monde. Julie et Yoann se sentent à l'aise avec Samantha, c'est déjà beaucoup. Ils voient bien qu'ils sont attendus, qu'ils ont fait partie de la vie de cette famille ces neuf derniers mois. Tout le monde a hâte de voir à quoi ressemblera Rose. Julie parvient presque à mettre de côté le brouillard mental qui occulte ses pensées depuis un certain temps.

Dernière échographie, quatre jours avant que l'accouchement de Samantha ne soit déclenché. Pour la première fois, Julie et Yoann se rendent avec elle au St Joseph Hospital, à Orange, à 50 kilomètres au sud-est de Los Angeles. Ils vont enfin voir en vrai cette pièce et ce gynécologue qu'ils ont entraperçus des dizaines de fois via la caméra du téléphone de Sam. Ils ont désormais accès au hors-champ de cet espace. Tout devient réel mais, pour Julie, les choses n'en restent pas moins insaisissables.

L'endroit est minuscule, sans fenêtres et assez sombre. Julie et Yoann s'installent tous les deux derrière la tête de Samantha, face à l'écran, sur lequel apparaît leur bébé. C'est la première et unique fois de leur vie qu'ils assistent à une échographie en chair et en os… Ils peinent à distinguer les différentes parties du corps de leur bébé, qui prend désormais trop de place. Ils aperçoivent seulement ses cheveux. C'est excitant et irréel, comme depuis le début. Difficile de comprendre ce qu'ils sont en train de vivre, mais il faut profiter de chaque instant maintenant qu'ils sont là.

En rentrant de l'échographie, Samantha, qui s'était jusque-là autorisée assez peu de questions, demande à Julie pourquoi elle n'a pas pu porter d'enfant. Elles n'ont jamais vraiment eu ce genre d'échanges. À son tour, Julie cherche à savoir si ce n'est pas trop dur pour elle que de porter un enfant qu'elle ne verra pas grandir. Ce n'est pas le sien, les choses sont claires depuis le départ, commence à répondre Sam, qui finit par admettre ne pas savoir comment elle vivra les choses par la suite. « *Only God knows!* », lâche-t-elle. Cette réponse a le mérite d'être sincère. En fait, aucun d'eux trois ne sait comment il va gérer l'après.

Lorsque Samantha leur propose de venir chez elle, dans la banlieue sud de Los Angeles, pour récupérer un transat, une porte sur son quotidien s'ouvre à eux. La maison est typique des banlieues californiennes, où tous les pavillons sont uniformes, avec une pelouse sans barrière et une piscine dans le jardin. Tous les apparats de la *middle class* américaine sont là. Le père de Samantha est en train de réparer le pick-up familial lorsque Julie et Yoann débarquent.

À ce moment-là seulement, ils comprennent que Sam vit chez ses parents. Elle a dû revenir dans cette maison après s'être séparée du père de ses enfants. Cet homme, elle n'en parle pas.

La visite est furtive, Julie et Yoann restent dans l'entrée, Samantha ne leur propose pas d'en voir plus, comme si elle avait peur de ce qu'ils pourraient penser de son intérieur. Peu importe, Julie et Yoann sentent une famille soudée. Sam n'a pas vécu cette grossesse seule et c'est, de loin, ce qui prévaut à leurs yeux.

Dans leur appartement lumineux de Long Beach, Julie et Yoann passent leurs soirées affalés dans le canapé trois places à regarder la série *The Crown* sur l'écran accroché au mur, au-dessus d'une grande cheminée blanche. Ce deux-pièces à la décoration simple et raffinée – meubles en bois, plantes vertes et tapis ethniques – est plutôt agréable à vivre. L'océan est à trente minutes à pied.

Le quartier s'appelle Rose Park, c'est un pur hasard. Une petite routine s'installe sur place. Julie et Yoann sympathisent avec les voisins, un couple de retraités à qui ils ont confié la raison de leur venue. Ces derniers sont heureux pour eux et leur demandent régulièrement comment va Samantha.

Sur WhatsApp, les messages de soutien et d'excitation venus de la France défilent. Julie et Yoann arrivent au bout du chemin et jamais le temps ne leur est apparu si long. Julie pensait que, une fois sur place, elle serait débarrassée de cette anxiété avec laquelle elle vit depuis plusieurs mois. C'est tout le contraire qui se produit. Son angoisse s'intensifie à mesure que la naissance approche. La situation est si atypique que même la rencontre avec Rose devient pour elle une source d'inquiétude. Julie a peur de ne plus réussir à parler anglais le jour de la naissance, qu'elle ne comprenne plus rien à ce qu'on lui explique. Comme si commencer à entrevoir la fin de ces trois années était encore plus vertigineux que tout ce qu'ils avaient vécu jusque-là.

« *It's time ! Are you ready?* »

« Essayez d'imaginer Rose naître. » Pendant des mois, assise dans le fauteuil de sa véranda, Geneviève a tenté de préparer Julie à ce moment. Mais celle-ci n'y est jamais arrivée. Parce que Julie n'a jamais vraiment essayé de le faire, elle n'avait pas envie de se confronter à ce fait précis, celui de ne pas pouvoir mettre au monde son propre enfant.

Lorsque le réveil sonne le 15 juin 2020, à 3 heures du matin, Julie et Yoann ont les yeux mi-clos. Ils ont eu beau se coucher à 22 heures, ils n'ont quasiment pas dormi de la nuit. Julie enfile la robe noire à fleurs qu'elle a achetée sur Vinted, spécialement pour la naissance de sa fille. La veille, ils ont déambulé des heures dans les allées de Macy's pour trouver un cadeau à Samantha. Mais rien n'allait. Soit ça n'était pas à la hauteur, soit c'était *too much* ! Julie et Yoann sont parvenus à se mettre d'accord : un bijou, des bonbons à la rose et un masque pour le visage. Simple et efficace. Il leur a fallu aussi beaucoup de temps pour préparer le sac pour la maternité. Julie voulait le minimum, pour ne pas se charger l'esprit, Yoann voulait prendre le maximum, « au cas où ».

3 h 45. Ils s'engouffrent dans leur voiture avec un programme millimétré : ils récupèrent Samantha à 4 h 30, arrivent au St Joseph Hospital d'Orange à 5 heures pour un déclenchement prévu à 8 heures. Seul l'un d'entre eux peut assister à l'accouchement à cause du Covid. Ce sera Julie. Yoann a toujours pensé qu'il y avait entre elle et Samantha un lien plus naturel que celui qu'il pouvait avoir avec elle. D'abord pour une raison purement pratique : l'anglais de Julie est bien meilleur que le sien. Mais aussi, selon lui, parce qu'elles ont un rapport de femme à femme. Sur toutes les questions liées à la maternité, Samantha s'adresse depuis le début à Julie, spontanément. Yoann n'a peut-être pas tort lorsqu'il dit que la GPA est aussi une manière pour Sam de rendre service à une femme plus qu'à un couple. Et puis, il avait bien senti que sa présence pourrait la déranger dans son intimité. C'est évidemment très frustrant pour lui de ne pas voir sa fille naître, mais ce serait inconcevable de ne pas respecter le souhait de Samantha.

Le Covid a de toute façon tranché la question. Ils ignoraient en revanche que Yoann ne pourrait même pas monter à l'étage, contraint de zoner au rez-de-chaussée de l'hôpital... Samantha et Julie s'installent toutes les deux dans une chambre spacieuse et impersonnelle au troisième étage de ce complexe massif et impeccable. Samantha, qui s'est fait deux tresses africaines pour l'occasion, enfile une blouse verte et Julie une blouse blanche.

Assise sur une chaise à côté du lit, Julie ne fait rien d'autre que patienter. Elle n'a pas dormi de la nuit mais ne parvient pas à s'assoupir. Elle est fatiguée sans vraiment l'être, a faim sans avoir faim, est pressée sans vraiment l'être. Julie pense à Yoann, à sa famille, à sa maman. Elle se sent seule, tellement loin d'eux. Sam se repose, regarde la télé, elles font quelques selfies avec leur charlotte sur la tête pour immortaliser ce drôle de moment.

12 h 40. Les horaires ne sont pas du tout respectés, le Covid a perturbé tout le programme, Sam a dû faire un nouveau test en dernière minute. Un infirmier demande à Julie de patienter quelques minutes dans la chambre, sans qu'elle sache pourquoi, pendant que Sam est emmenée au bloc opératoire. Julie envoie des selfies à Yoann avec sa combi, sa charlotte et son

masque. Elle attend, fait les quatre cents pas. Elle a peur qu'on l'oublie. Et si l'on faisait la césarienne sans la prévenir ? Elle s'avance discrètement dans le couloir pour tenter d'apercevoir une personne de l'hôpital, sans savoir ce qu'elle demanderait si elle était réellement amenée à rencontrer quelqu'un. Personne. Elle retourne dans la chambre, tourne en rond. Et commence à avoir la sensation de ne plus pouvoir s'exprimer en anglais, elle perd ses mots. Son estomac se noue à mesure que l'angoisse la submerge.

13 heures. « *It's time, are you ready ?* » Un homme vient enfin la chercher. Est-on vraiment prêt à voir son bébé sortir du corps d'une autre femme ? Elle acquiesce mécaniquement et le suit jusqu'à une grande chambre d'opération.

Samantha est allongée, les bras en croix, un tissu sépare son visage du reste de son corps. À côté de sa tête, un tabouret rond et noir en acier, sur lequel Julie s'assoit. La radio diffuse « *Message in a Bottle* » de Police. L'obstétricien fredonne la chanson, épaulé par deux sages-femmes. « *It's time to take Rose out* ! », lance le gynécologue. Tout le monde appelle déjà ce bébé qui n'est pas encore né par son prénom, Julie trouve ça curieux. « *Are you ready ? Do you have your camera to take some pictures ?* », lui demande une sage-femme. Oui, elle a son téléphone dans sa poche mais ça ne lui a même pas traversé l'esprit de s'en servir. C'est une scène incroyable et potentiellement douloureuse. C'est tellement surréaliste qu'elle ne sait pas quoi faire d'elle-même. Tout le monde est détendu. Pour eux, c'est une journée comme les autres. Pour Julie, c'est la consécration après des années d'attente, la réparation de sa malformation, annoncée vingt ans plus tôt.

« *It's a beautiful day to meet Rose and her long hair! Let's go!* », s'exclame le docteur. Julie attrape la main de Samantha. Tout lui est si étranger, à des milliards de kilomètres de son univers. Elle est littéralement tétanisée. Elle doit être là, elle ne peut pas être ailleurs, mais elle ne se sent pas à sa place.

13 h 22. Un cri perçant se fait entendre. « *Ohhh she is so beautiful, her hair my goodness!* » Les sages-femmes s'emballent, elles n'en reviennent pas de voir une telle chevelure brune plantée sur la tête de Rose. « *Hurry up! Take a picture! Take a picture!* » Julie s'exécute sans réfléchir, comme si elle était incapable de prendre la moindre décision par elle-même. Elle approche avec son téléphone à la main et voit Rose sortir du ventre de Samantha. On lui tend des ciseaux pour couper le cordon. Les mains tremblantes,

elle obéit, en pilote automatique. A-t-elle vraiment envie de faire ça ? Elle l'ignore, mais, ce dont elle a conscience, c'est la portée symbolique de ce geste, d'ordinaire réservé au père. Elle coupe ce lien entre sa fille et la femme qui l'a portée.

Une sage-femme nettoie Rose et la pèse. Elle fait 4 kilos et 110 grammes. C'est un gros bébé, ça la rassure. Son visage ne porte aucune marque, elle est tout simplement parfaite. Pendant que Rose est en train de se faire emmailloter, Julie se rassoit, les jambes chancelantes. L'envie de pleurer la submerge. Les infirmières et le médecin pensent que ce sont des larmes de bonheur mais en réalité, si Julie pleure, c'est parce que c'est insoutenable. Tout cela est traumatisant, magnifique, terrorisant, singulier, magique. C'est sidérant de voir Rose sortir du corps de quelqu'un d'autre. C'est trop.

Enfin, Julie prend sa fille dans ses bras, enveloppée dans un lange blanc à rayures bleues et rouges. C'est la première fois qu'elle touche sa fille, qu'elle la sent tout court. Rose ne cesse de pleurer. La pauvre. Julie se demande si elle ne l'a pas déjà traumatisée ? Elle a tellement envie de la réconforter, mais Rose ne connaît rien d'elle. Ni son odeur, ni sa voix, ni sa présence. Elle culpabilise déjà de ne pas parvenir à l'apaiser. Elle la trouve belle, bien en chair, mais si petite. Brune et pleine de cheveux, elle adore ça, c'est ce qu'elle avait fantasmé. Pendant que Rose continue de pousser ses premiers cris, Julie ausculte son visage et cherche une ressemblance avec Yoann ou avec elle pour se rassurer, se prouver que c'est bien sa fille. Elle aperçoit dans le regard de son bébé les poches des yeux de Yoann.

Tout le monde s'agite autour de Samantha. Julie est assise à côté d'elle, elle lui présente Rose.

« Comment tu te sens ? questionne sans cesse Julie.

– Ça va, ne t'inquiète pas, la rassure Sam, tout en pleurant.

– Tu veux prendre Rose dans tes bras ?

– Non pas tout de suite, merci. »

Trois étages plus bas, Yoann fond en larmes en découvrant le visage de sa fille sur son téléphone. C'est à la fois un énorme soulagement de savoir que son enfant va bien et une frustration indescriptible de ne pas pouvoir la voir. Il croit devenir fou. Cela fait sept heures maintenant qu'il enchaîne clope sur clope, un rythme jamais égalé dans sa vie, le tout en parcourant un nombre incalculable de pas devant le magasin de donuts qui fait face à l'hôpital.

C'est compliqué de remettre en place les pièces du puzzle. Julie a du mal à détailler les quatre premières heures de la vie de Rose. C'est un choc. Une fois séparées de Samantha, Rose et Julie passent de salle en salle, pour un tas de vérifications et d'explications. Julie ne saisit plus rien. Elle s'est concentrée sur l'essentiel : combien de millilitres de lait donner à son bébé et à quelle fréquence. Au passage, elle harcèle discrètement l'ensemble du service pour faire monter Yoann. S'il s'engage à ne pas quitter la chambre dans les prochaines vingt-quatre heures, il peut venir !

Dans leur chambre, Julie s'installe avec Rose dans ses bras sur la banquette du fond, près de la fenêtre. Elle souffle. Ce sont les premières secondes où elle est seule avec sa fille. Pendant ce temps, l'assistante sociale de l'hôpital annonce à Yoann qu'il peut monter. Elle lui indique le chemin en français, il monte au bon étage mais se trompe de côté. Il donne le nom de Julie, de Rose, on lui dit qu'il n'y a personne à ce nom-là. Il a chaud, transpire, on lui explique que c'est dans l'autre aile. Il finit par trouver la chambre, ouvre la porte et aperçoit Julie qui tient leur enfant dans ses bras. Il se transforme en flaque d'eau et s'écroule. Julie lui tend Rose. Yoann rencontre sa fille, ils sont tous les trois, enfin.

Personne en France n'a encore été prévenu de la naissance de Rose. Ils se prennent en photo, les yeux rouges et humides, pour l'envoyer à leur famille, leurs amis, leurs collègues et toutes les personnes qui les soutiennent depuis trois ans.

Julie habille Rose d'un pyjama blanc avec des poires, des libellules et des escargots. On leur apporte le colostrum de Samantha, qui se repose dans sa chambre à quelques mètres d'eux. Ils ont accepté de donner à Rose ce premier lait très concentré qu'une femme sécrète juste après l'accouchement.

Lors de cette première nuit passée tous les trois dans leur chambre d'hôpital, Rose dort paisiblement, se réveille pour manger et ouvre parfois les yeux. Julie, elle, vomit ses tripes, comme si son corps peinait à digérer ces trois dernières années et les vingt-quatre heures qu'elle venait de vivre. Elle a tant intériorisé, tout lâche soudainement, maintenant que Rose est là. Ils restent pendant trente heures entre ces quatre murs, à regarder Rose dormir, à tout découvrir d'elle et à commencer à apprendre à être parents. Yoann est heureux et fier d'eux.

Au deuxième jour de la vie de Rose, Julie et Yoann vont voir Samantha dans sa chambre. Ils ne veulent surtout pas la mettre de côté. Ils craignent qu'elle ne se sente délaissée. Le statut de femme porteuse a quelque chose de rude. Et les heures qui suivent la naissance de Rose le reflètent. Quelle place faut-il lui accorder à ce moment précis ? Par textos, Julie prend des nouvelles de Sam et Sam de Rose. Elle glisse au passage quelques conseils sur la manière de faire avec l'enfant. C'est sans doute bienveillant mais c'est aussi oppressant pour Julie. Elle en prend note – Sam est mère de deux enfants et elle a passé neuf mois auprès de Rose –, mais, dans le fond, elle a le sentiment qu'on touche à sa légitimité de mère, elle a besoin de se débrouiller seule pour apprendre à l'être.

Après deux nuits passées à l'hôpital, on leur fait savoir qu'ils vont devoir quitter les lieux. Samantha, elle, reste sous observation une nuit supplémentaire. Avant de partir, Yoann, Julie et Rose passent lui dire au revoir. Elle est avec un ami. Ils regardent une émission un peu débile à la télé. Ils lui proposent de donner le biberon à Rose. Ils l'ont décidé ensemble. Elle accepte, elle a l'air ravie. Sur son lit, les genoux ramassés vers elle, elle y pose Rose. La télé reste allumée, elle lui glisse quelques mots en anglais. Aussitôt, Julie est envahie par un sentiment qu'elle n'avait pas anticipé. Une envie folle de récupérer sa fille, ou d'éteindre la télé, de lui dire de la prendre comme ci, de lui donner le biberon comme ça… mais elle se tait. Elle lui doit tout, pense-t-elle, c'est tout de même la moindre des choses que de lui laisser un moment privilégié avec son bébé. Elle garde le sourire, enlace Samantha et ne cesse de la remercier. Ils la reverront bientôt.

Le gardien du parking de l'hôpital félicite Yoann, qui peine encore à réaliser qu'il est papa. En une journée, il a changé de statut. Avant, il était un mec un peu désespéré qui avait l'air bizarre, à enchaîner les clopes dans le hall du bâtiment. Maintenant, il est le père de Rose.

Chacune cherche sa place

Avec Rose enfouie dans le siège auto à l'arrière de la voiture, Julie roule prudemment, beaucoup trop lentement. Elle redoute ses gestes et ceux des autres. C'est la première fois de sa vie que celle de sa fille est entre ses mains. Julie ne portait aucune responsabilité jusqu'alors. Yoann et elle doivent apprivoiser ce poids du jour au lendemain. Être enfin seuls avec leur enfant, c'est à la fois merveilleux et stressant.

Lorsqu'ils arrivent à Long Beach, la nuit est déjà tombée. Ils rentrent à trois dans cet appartement où ils avaient pris leurs marques à deux. La locataire, Nancy, a eu la gentillesse d'installer un lit bébé au pied de celui de Julie et Yoann. Rose prend place paisiblement et Yoann s'endort à son tour.

Mais rapidement, Rose se met à pleurer. Julie la prend contre elle, la berce, marche en chantonnant, rien n'y fait, elle ne se calme pas. Réveillé par ses cris, Yoann tente de la réconforter, sans succès. Pourquoi pleure-t-elle ? Il n'y a pas de raison apparente à ses larmes. Rose devient toute rouge, elle transpire. Ils sont paniqués et la fatigue les entraîne l'un l'autre dans le tumulte infernal de l'angoisse. Julie propose d'aller aux urgences. Mais où ? Ils ne connaissent rien du coin, il faut peut-être appeler le 911. Et s'ils repartaient à l'hôpital d'Orange ? C'est à trente minutes de voiture. Si elle a quelque chose de grave, il peut se passer beaucoup de choses en trente minutes… Yoann tente d'appeler sa sœur, qui vient tout juste d'avoir une petite fille, pour lui demander conseil, mais personne ne répond, il est 5 heures du matin à Paris. Après un bon quart d'heure de panique (ressenti une heure pour eux), ils tentent de respirer et de rationaliser. Yoann s'empare du drap violet que Samantha leur a offert et sur lequel le prénom de Rose est imprimé. Julie la déshabille pour l'emmailloter contre elle. Elle se calme, son visage se détend, ses paupières se ferment, elle s'endort contre eux, toute la nuit durant. Enfin.

Il n'y avait absolument rien de grave. Mais cette soirée ne fait qu'accentuer leur envie de rentrer chez eux, et au plus vite. Ils se sentent beaucoup trop seuls ici pour affronter le monde inconnu d'un nouveau-né. Déjà que Yoann n'aime pas être loin de chez lui, il n'a jamais été un grand voyageur, mais apprivoiser son enfant dans un pays étranger, c'est une épreuve gigantesque.

Pendant quarante-huit heures, ils se terrent tous les trois dans leur meublé. Leur rendez-vous vidéo avec leur pédiatre en France, la docteure M.B., leur apporte un peu de réconfort. La tache rouge sur le front de Rose est insignifiante, la petite boule à droite de son crâne est à surveiller, mais rien d'urgent, elle mange correctement et dort bien. Bref, tout va bien. Sauf qu'ils ont un nœud à démêler. Samantha leur a proposé d'apporter son lait pour Rose. Que faire ? Ce qu'ils cherchent, c'est un avis médical pour se déculpabiliser du refus. Ils veulent le meilleur pour Rose sans trop alimenter le lien entre leur fille et Samantha. La pédiatre leur déconseille de changer plusieurs fois de lait. Ça tombe bien, donc. Julie se fixe pour objectif de dire à Samantha que c'est gentil de sa part mais qu'ils ne veulent pas de ce lait qu'elle a déjà commencé à tirer.

Cet échange les met d'attaque pour franchir la porte de leur appartement. Avec leur poussette, ils vont se balader et faire quelques courses. C'est la première fois que Rose voit le ciel bleu de Californie. Julie la prend ensuite contre elle dans le porte-bébé. C'est dingue de sentir le corps de sa petite fille contre le sien.

Une semaine après la naissance, Yoann, Julie et Rose retournent à la clinique d'Orange pour un rendez-vous de contrôle. Une affiche précise que seules les mères sont autorisées à rentrer dans ce centre médical. À l'accueil, la femme assise derrière le comptoir s'excuse d'une erreur : ils ont donné rendez-vous à Samantha au même moment. Normalement, ils évitent ce genre de situation. Julie ne voit pas le problème. Au contraire, c'est l'occasion de se croiser.

En sortant du rendez-vous, elle s'installe avec Rose dans la salle d'attente pour lui donner un biberon avant de partir. Samantha débarque. Elle est fragile, ça se voit tout de suite. Quand Julie lui demande comment elle va, elle sait à peine quoi répondre : « Ça va… mais j'ai quand même l'impression qu'il me manque quelque chose. » Le verbaliser fait sortir ses larmes. Julie est déconcertée, elle se sent prise au piège. Elle commence par s'excuser en lui disant que c'est sa faute. « Tu n'y es pour rien. Ce sont les hormones », tente Samantha. C'est sûrement vrai mais il n'y a évidemment pas que ça. Julie a envie de s'enfuir. Elle se sent oppressée par la culpabilité, responsable de l'état de Samantha, coupable d'être elle-même stressée. Et Rose doit bien ressentir tout ça, non ? C'est un engrenage. Sam et Julie essaient de se rassurer mutuellement, mais l'une comme l'autre sont en réalité dépassées par la situation.

Lorsqu'elle rejoint la voiture, Julie pleure à son tour. Elle rentre malgré elle dans une logique parano. Elle a peur qu'on vienne chercher Rose, qu'on la récupère en lui disant que ça n'est pas son enfant... La dame de l'accueil avait donc raison. C'était une erreur. Julie et Samantha n'étaient pas prêtes à se croiser. C'est trop tôt, trop chargé.

Les textos de Sam les jours suivants traduisent sa douleur. « J'ai l'impression que vous êtes loin depuis que vous avez quitté l'hôpital », « Je suis déjà en train d'organiser le fait de venir vous voir en France pour le premier anniversaire de Rose », « Vous allez beaucoup me manquer »... Et puis, il y a cette demande pressante qui revient : « J'ai du lait à vous apporter, je vais venir vous le déposer. On peut le congeler, ce n'est pas un problème. » C'est inenvisageable. En acceptant, Julie aurait l'impression de perdre le statut de mère qu'elle est en train de se construire. Samantha insiste : « Je suis en train de pomper 22 millilitres toutes les trois heures. » Julie ne sait pas quoi dire : « C'est beaucoup. » Au détour d'un message, Sam lui glisse : « C'est plus difficile que je ne le pensais ahahah. » Julie lui propose de passer voir Rose dans leur appartement. Une telle proposition lui demande un effort considérable mais elle estime qu'elle le doit à Sam. Peut-être que cela lui fera du bien de revoir Rose ?

Samantha accepte tout de suite l'invitation. Elle et sa fille arrivent dans leur appartement de Long Beach les mains pleines, avec une multitude de cadeaux pour Rose, des biberons, des vêtements très rose, très girly, pas toujours à leur goût. Elle tient dans sa main un sac avec des dizaines de poches de lait, qu'elle demande à mettre au congélateur. Julie prend le sac, le met au frais, en silence, en se disant qu'elle ne veut pas de ça ici. Rose a déjà passé neuf mois avec elle, c'est à son tour maintenant. Julie ne se voit pas donner à sa fille un peu plus encore de Samantha. Elle ne peut pas continuer à nourrir aussi concrètement le lien entre elles.

Julie et Yoann lui proposent de prendre Rose dans ses bras. Sa fille les photographie avec des filtres Snapchat. Julie regarde la scène, désemparée. Le moment lui paraît si long qu'il en devient insoutenable. Elle est encore rattrapée par cet instinct animal de vouloir récupérer son bébé. Dans le fond, Julie et Yoann n'attendent qu'une chose, que Samantha et sa fille s'en aillent. En quittant l'appartement, Sam glisse qu'elle repassera pour donner son lait. Julie acquiesce, l'air de rien. La culpabilité est tellement forte qu'elle ne parviendra jamais à lui dire qu'elle ne veut pas de son lait, qu'ils finissent par jeter quelques jours plus tard. Julie s'en veut ; elle a l'impression que c'est de Samantha qu'elle se débarrasse.

Toutes ces étapes lui permettent au moins de comprendre qu'elle doit arrêter de s'infliger ce qui est trop douloureux pour être acceptable. La prochaine fois, elle ne proposera pas à Sam de prendre Rose dans ses bras.

Lorsqu'elle revient, seule cette fois, Sam s'installe dans le canapé à côté de Julie, qui tient Rose endormie dans ses bras. Yoann est allé s'assoupir dans la chambre. Toutes les deux sont vulnérables. Et d'ailleurs, Sam ne fait pas semblant. Elle confie à Julie qu'elle ne va pas très bien, que sa mère et sa sœur lui ont même conseillé de ne plus trop voir Rose. Si elle est là, c'est donc qu'elle ne peut pas s'en empêcher.

À son tour, Julie lui raconte qu'elle voit une psychologue depuis quatre ans et qu'elle ne cesse de l'avoir au téléphone depuis son arrivée aux États-Unis. Samantha est stupéfaite, elle ne pensait pas que Julie souffrait ainsi. Elle ne s'est jamais mise à sa place et c'est sans doute normal : elles n'en ont jamais vraiment parlé.

Dans cette période si singulière, Julie et Yoann tentent d'apprivoiser leur enfant, quand Samantha essaie, elle, de maintenir le lien avec leur fille. Ils jonglent entre leurs sentiments et les siens. Mais leurs besoins respectifs sont antagonistes et inconciliables. Samantha n'est jamais très loin, comme s'ils continuaient à être quatre et non pas trois. Elle veut être présente, jusqu'au bout du bout. Elle tient à les accompagner à l'aéroport pour leur départ. Là encore, comment refuser ?

Quelques jours avant leur retour en France, Samantha convie Julie, Yoann et Rose à l'anniversaire de son fils. L'envie d'y aller leur manque. Mais cette famille a su les accueillir, ils ont tous été présents pendant la grossesse. Ils se sentent redevables. Et ce sentiment est bien trop fort pour qu'ils déclinent l'invitation.

Alors, ils débarquent tous les trois sur la grande terrasse de la maison où vivent Samantha et ses parents. Toute sa famille est présente, sa grand-mère, ses parents, ses frères – dont l'un d'eux est contre la GPA –, ses sœurs, ses cousins… Sur la table, à quelques mètres de la grande piscine, des pizzas, des chips, des bonbons, une multitude de sodas. Samantha a-t-elle mangé tout cela pendant neuf mois ?

Dans les discussions, les membres de sa famille confondent la France et la Grande-Bretagne, tout cela appartient à une Europe si lointaine. Quelle est la marque de leur voiture ? Qu'est-ce qu'ils aiment manger ? Voilà les questions posées à Julie et Yoann. Quand Julie cite la capitale de la Belgique, le frère de Sam est impressionné : « T'es intelligente toi ! » Jamais, depuis leur rencontre, le fossé culturel qui les sépare ne leur avait paru si grand.

Si Julie se sent mal à l'aise, c'est aussi parce qu'elle n'a pas envie de voir Rose passer de bras en bras. Encore moins d'être confrontée à cette histoire de lait. Alors, lorsqu'elle voit sa fille commencer à s'agiter dans sa poussette, Julie s'empresse d'aller la prendre pour lui préparer un biberon. C'est une manière pour elle de sécuriser le terrain. Mais Samantha demande aussitôt si elle peut donner le biberon. Julie accepte et va chercher du lait en poudre. « On a du lait maternel ici, tu n'as pas besoin de ça », l'interrompt la mère de Sam. Cette fois, Julie ose : « Non merci. » « C'est bien sa mère qui sait ce qui est bon pour sa fille ou non », conclut la sœur de Samantha. Sa sagesse sauve Julie, noyée dans l'embarras.

Sans prévenir, Sam part s'installer seule dans le salon avec Rose. Pourquoi ne reste-t-elle pas avec tout le monde ? « Va avec Rose », dit Julie à Yoann. Ils n'ont pas envie de les laisser toutes les deux. Julie se sent en danger, elle a peur que Samantha ne lui prenne son bébé. C'est irrationnel mais plus fort qu'elle.

La mère de Sam en profite pour remercier Julie de laisser la possibilité à sa fille de voir Rose, elle lui explique que ça lui fait du bien. Cette confidence la conforte, elle ne s'inflige pas tout ça pour rien. Lorsqu'ils quittent les lieux, les sentiments sont mitigés. Ils ne sont pas préparés à tout cela et ils n'ont pas envie de l'être. C'est la dernière fois qu'ils viennent voir Samantha.

Comme chaque début d'été, l'Amérique s'apprête à célébrer sa fête nationale. Chaque jour, il y a des feux d'artifice. Le tout sur fond de manifestations aux airs de « *black lives matter* ». Julie et Yoann n'ont qu'une idée en tête désormais : rentrer en France au plus vite. Ils doivent obtenir la certification que Rose est bien née dans ce comté ainsi qu'un laissez-passer et faire apostiller les papiers pour certifier que ces documents sont officiels.

Les heures sont longues. Pourtant, ils n'arrêtent pas. Ils profitent des vastes parcs de Long Beach, vont à San Diego pour présenter Rose à l'agence de GPA, passent une journée avec leur ami Momar, lui qui était prêt à s'occuper de leur fille à la naissance, et vont déjeuner avec ce couple de Français quadragénaires qu'ils ont aidé à partir... Autour de la table, chaque couple se jauge, se questionne pour tenter de comprendre l'histoire de l'autre sans être intrusif. Mais on ne parle pas réellement des difficultés rencontrées ni des souffrances éprouvées. Le moment est léger et agréable. Le plus dur est derrière eux.

Ils prennent aussi du temps pour expliquer à Rose ce qu'il y a de hors-norme dans sa venue au monde : « Nous sommes venus te chercher. Samantha a pris soin de toi pendant neuf mois. Dans quelques heures, nous prendrons l'avion et tu rencontreras toute ta famille. Tu découvriras ta chambre, celle de tes parents, notre salon, notre terrasse. Là-bas, tout le monde t'attend et a hâte de te rencontrer ! »

En trois semaines, ils obtiennent tous les papiers nécessaires pour leur retour en France. Et parviennent à avancer leur départ de quelques jours. Quand Samantha vient les chercher pour les accompagner à l'aéroport, il y a un fossé entre leurs sentiments respectifs. Yoann et Julie n'ont jamais été si excités. Samantha, elle, est triste. « Ça n'a pas été trop difficile quand tes amies étaient enceintes ? », questionne-t-elle en les conduisant à Los Angeles. Julie lui explique

que cela l'a rendue heureuse, évidemment. Mais la question de savoir quand viendrait leur tour d'être parent ne l'a jamais quittée.

Au moment du départ, ils prennent les dernières photos de groupe. Samantha verse quelques larmes. Presque honteuse d'être heureuse de partir, Julie a la sensation de l'abandonner, d'avoir pris ce dont elle avait besoin d'elle et de s'enfuir. Elle voit aussi l'attachement de la fille de Samantha à Rose, peinée de devoir la quitter. Elle lui parlait régulièrement à travers le ventre de sa mère.

Mais tout le monde a rempli sa part du contrat. Chacune est délestée de ses obligations désormais. Julie enlace Samantha et la remercie mille fois. Elle repart avec Rose, ça n'a pas de prix. Comment ne pas se sentir redevable ? Julie n'a pas la réponse. Elle a simplement envie d'écourter ces adieux.

Home sweet home

Ils planent tous les trois, entre Los Angeles et Paris. Rose est confortablement allongée dans un petit berceau accroché à la cloison face à eux. Elle est sereine et paisible. Dans l'avion, Julie et Yoann aperçoivent un couple d'hommes avec un nouveau-né. Ils se regardent, de l'œil complice de ceux qui savent. Ils ne se posent aucune question, se félicitent et c'est tout. Pendant les douze heures de vol, Julie et Yoann ne dorment pas. L'excitation et le besoin de garder un œil attentif sur Rose maintiennent leurs paupières ouvertes. Le trajet passe à une vitesse folle.

Ça y est, ils sont sur le sol français, à Paris, avec leur fille. C'est la fin de l'aventure américaine. À Roissy-Charles-de-Gaulle, une légère appréhension commence à monter. Est-ce que quelqu'un va leur demander quelque chose à la douane ? Qu'est-ce qu'ils vont dire ? Ils passent la frontière et, pour une fois, personne ne leur pose la moindre question.

Ils sont là et personne ne le sait, si ce n'est Jean-Michel, le grand frère de Julie, le seul à avoir été prévenu qu'ils rentraient plus tôt que prévu. Julie soupçonne ses sœurs d'avoir organisé une arrivée festive à leur date de retour initiale. L'idée de pouvoir ainsi surprendre sa famille, avec son bébé, est si savoureuse.

Quand elle aperçoit au loin son grand frère, elle est un peu stressée. Tout d'un coup, Rose entre dans leur vie à eux. Jean-Michel est aussi pudique que Julie, comme tout le reste de sa famille. Mais cette fois, quand il voit sa petite sœur avec son bébé dans les bras, les larmes coulent sur son visage sans qu'il ait pu les retenir. « J'ai même plus d'émotions que lorsque j'ai eu mes propres enfants ! », lâche-t-il. Ils s'entrelacent. Julie a la sensation d'avoir douze ans dans les bras de son grand frère, de neuf ans son aîné. Elle s'y sent bien, à sa place, enfin.

Tous les quatre se rendent d'abord chez les parents de Julie, dans cet immeuble du centre-ville d'Ermont, où ils vivent depuis toujours. Jean-Michel, Julie et ses sœurs jumelles, Marie et Fanny, y ont tous grandi. Les papiers peints des chambres ont été posés et retirés en fonction des enfants qui y habitaient. Chez eux, il y a des objets dans chaque recoin et toutes les affaires d'une vie de famille où l'on jette peu. Je me suis toujours sentie bien quand je venais, petite, dans cet appartement où règne un joyeux bordel.

En arrivant en bas de l'immeuble, Julie et Yoann tombent par hasard sur le père de Julie, qui met du temps à comprendre qui il a face à lui. Et puis d'un coup, il se met à courir vers Rose sans prononcer un mot. Il n'y a rien à dire, juste à contempler et admirer ce bébé que toute cette famille attend depuis si longtemps. Julie s'émerveille de l'émerveillement de son père. Le bonheur ruisselle. Elle a l'impression que le temps s'arrête et ne veut rien perdre de ces moments dont elle peine à réaliser qu'ils existent enfin.

Arrivés au troisième étage de l'immeuble de ses parents, Julie et Yoann passent la porte de l'appartement où elle a toujours vécu, avec Rose dans le cosy. La mère de Julie travaille de nuit, elle est aide-soignante à la Pitié-Salpêtrière, et ce depuis trente-cinq ans. À peine réveillée après une nuit de travail, elle a du mal à croire ce qu'elle voit. Elle cache ses yeux et s'effondre en larmes. Julie s'approche de sa maman et la prend dans ses bras. Elle lui présente Rose, avec cette sensation de n'avoir jamais été aussi proche de sa mère qu'à cet instant précis de sa vie. La mère de Julie ne veut pas prendre Rose tout de suite dans ses bras. C'est trop d'un coup. Enfin auprès de ses parents, Julie sent un poids en moins. Un petit bout de cet énorme nœud qu'elle avait au sternum s'est dénoué. Ne pas avoir son père et sa mère auprès d'elle pour la naissance de sa fille, c'est ce qui lui a le plus manqué aux États-Unis.

Si Yoann et Julie ont appelé leur fille Rose, c'est pour rendre hommage à la grand-mère de Julie. Cette Rose-là a quatre-vingt-dix-huit ans d'écart avec celle qui vient de naître. Et elle est la seule à avoir été mise dans la confidence du prénom de leur fille. Lorsque Julie et Yoann arrivent dans cet appartement rempli de photos et bibelots, Jean-Michel s'assure au préalable que sa grand-mère est bien assise. En les voyant tous les trois, elle sort un mouchoir en tissu de la poche de sa robe-tablier ocre. Elle pleure tout de suite et lance, avec son bel accent italien : « Ça y est, maintenant je peux mourir tranquille ! » Une scène digne d'un film sicilien ou comment une dame presque centenaire est devenue pro-GPA.

S'ensuit la rencontre avec les tantes et sœurs de Julie, Liliane, Fanny et Marie… Pas de question, pas de remarque, juste de l'amour à très haute dose. Sa famille attendait Rose autant que Julie. Cela fait des années qu'ils l'épaulent avec Yoann en spectateurs impuissants. Je voyais beaucoup les sœurs jumelles de Julie quand elles avaient trois ans et nous douze, quand elles s'accrochaient chacune à l'une de mes jambes dans l'appartement, où j'ai passé beaucoup de soirées merveilleuses de mon enfance et mon adolescence. Mais je ne les ai jamais vraiment connues plus grandes. Recevoir un message de Marie qui avait créé une cagnotte, baptisée « projet de Julie et Yoann », m'avait surprise et touchée. « L'idée est de leur faciliter la tâche tout en préservant le côté personnel/intime de leur démarche. On vous remercie chaleureusement pour l'aide que vous pourrez apporter », écrivait-elle. Chacun a tenté de faire quelque chose pour les aider, chacun a tenté de trouver une place dans cette fabuleuse galère.

C'est dans la maison de famille de Yoann, perchée sur les hauteurs de Sannois, que tout le monde défile durant l'été. Les cadeaux pleuvent, les larmes coulent, l'émotion écrase tout. Les fêtes et barbecues avec famille, amis et collègues s'enchaînent, comme si le Covid n'existait plus. Rose vivra là où Yoann a toujours vécu, là où ses parents ont passé d'innombrables soirées avec leurs amis du lycée, là où ils se sont embrassés pour la première fois. C'est là que Julie était venue s'installer quatre ans plus tôt. Elle n'avait pas vraiment eu le choix. C'était le prix à payer pour avoir un enfant.

Jusqu'à la naissance de Rose, Julie s'est toujours sentie bien dans cette belle et vaste maison de deux étages, un ancien atelier de couture construit par le grand-père de Yoann, qui continue d'évoluer au gré des nouveaux arrivants. Cette maison a entendu les cris et les rires de Yoann, de ses frère et sœur, Nathan et Elsa, mais ces murs furent aussi témoins du décès d'Agnès, leur maman. Ils y vivent encore tous les quatre. Son père au rez-de-chaussée, Nathan à l'étage, avec son entrée indépendante, Elsa dans une dépendance au fond du jardin avec son mari et leurs enfants, Yoann à l'étage, à l'arrière de la maison. Tous indépendants et inséparables à la fois.

Pour pouvoir vivre comme des « parents normaux », il leur reste encore quelques obstacles administratifs à passer. Julie ne sait jamais si elle doit dire toute la vérité ou en cacher une partie. Il lui arrive de répondre qu'ils se sont fait surprendre par le Covid lors d'un voyage aux États-Unis pour justifier que son enfant soit née là-bas. Ils obtiennent finalement assez facilement tout ce qu'il faut pour que Rose ait une existence juridique et administrative en France : carte d'identité, numéro de Sécurité sociale, numéro d'allocation familiale. Eux-mêmes ne s'expliquent pas vraiment comment tous ces obstacles n'en ont finalement pas été.

En France, le concept de « mère d'intention » n'existe pas. Selon le Code civil français, est reconnue comme mère celle qui a accouché de l'enfant. Mais la mère n'est-elle pas d'abord celle qui a pour projet et volonté d'avoir un enfant ? Julie redoute d'être confrontée à une situation absurde, celle de devoir adopter sa propre fille pour être reconnue comme sa mère. Jamais elle n'acceptera de faire ça. Si elle doit se battre devant les tribunaux, elle le fera. Mais, là encore, ils obtiennent sans aucune difficulté leur livret de famille intégralement retranscrit. Le lien de filiation est donc établi. Julie et Yoann sont bien reconnus comme étant la mère et le père de Rose aux yeux de la loi française.

Quelques mois plus tard, l'association dont ils sont membres leur demande de venir témoigner lors de l'assemblée générale. Yoann ne peut être présent. C'est Julie qui relate leur périple en visioconférence, avec Rose dans ses bras. Un jeune couple lui pose des questions. C'est désormais à elle de transmettre son histoire. Elle a changé de rôle, elle est à la place de ceux qui y sont parvenus.

Jusque-là, tous les témoignages qu'ils avaient entendus sur la GPA relataient une aventure humaine géniale et presque parfaite, comme si tout était finalement assez simple. Plusieurs fois, Julie et Yoann se sont dit qu'ils auraient aimé entendre un discours plus nuancé, être mis en garde face à la complexité du projet. Lorsqu'elle raconte à son tour leur aventure, Julie voudrait bien relater tous les aspects les plus éprouvants, mais sans s'en rendre compte, elle omet les chapitres les plus douloureux de leur histoire. Ce qu'elle a envie de transmettre ce jour-là, c'est que c'est possible. Rien d'autre.

Maman

Les tout premiers jours de sa vie, quand je regardais Sacha, j'avais du mal à me dire que c'était mon fils. Je me suis toujours imaginé que mon enfant serait brun à la peau mate, comme moi. Combien d'heures ai-je passées à admirer chaque recoin de son visage, de sa petite nuque, la blondeur de ses cheveux, le bleu de ses yeux ? Je ne me lasse pas de m'émerveiller lorsqu'il s'adresse à moi en m'attrapant le visage, en posant chacune de ses mains sur chacune de mes joues. J'avais sous-estimé la dimension charnelle du rapport à l'enfant. Avoir son bébé qui dort contre soi, sentir son odeur, sa peau contre la sienne, fait partie des sensations les plus enivrantes que j'ai découvertes avec Sacha. Le fait d'être mère m'a rappelé ce que nous avions en nous d'animal. Les nouveau-nés ont eux-mêmes quelque chose de très bestial.

L'amour que Julie a pour Rose est inqualifiable tellement il la dépasse, l'admiration qu'elle lui porte est sans limite. Malgré tout, c'est compliqué pour elle de se convaincre que Rose est sa fille et qu'elle est sa mère. Ce sentiment diffus s'installe au fil du temps, au gré des rencontres, des remarques insignifiantes et des détails du quotidien. Comme à n'importe quelle femme qui vient d'être mère, on demande à Julie comment s'est déroulé son accouchement. « Tout s'est bien passé, merci », répond-elle mécaniquement.

Déclarer sa grossesse, porter son enfant, le sentir dans son ventre, regarder son propre corps changer, suivre des cours d'accouchement, avoir un congé maternité, sont autant d'étapes qui contribuent à intégrer l'idée vertigineuse de ce que c'est que de « devenir mère ». Julie n'a connu aucune d'entre elles. Rose est arrivée soudainement, comme un cadeau tombé du ciel, directement dans ses bras.

Beaucoup d'amies lui assurent que, même après avoir porté son enfant, il est parfois difficile de réaliser que l'on est mère. Ce n'est pas faux, mais ces deux situations sont incomparables. C'est en tout cas ce que pense Julie. Parfois, son agacement sort de sa bouche. Souvent, elle le garde pour elle.

Comment expliquer à une simple connaissance son histoire et celle de Rose ? Doit-elle tout raconter ?

Ou se contenter de dire que c'est une situation délicate, qu'elle ne souhaite pas en parler, quitte à créer un malaise ? Ou bien mentir et faire comme si de rien n'était ? Et si elle décide de tout raconter, comment synthétiser trois années de péripéties ? Il lui est parfois arrivé de choisir la dernière option. Et ça donnait à peu près ça : « Euh… en fait… on est passés par une GPA. Je ne peux pas porter d'enfant donc Samantha l'a gardée au chaud pendant neuf mois. » Julie pourrait tout à fait s'arrêter là. Mais elle se sent toujours obligée de préciser que Rose « est génétiquement [sa] fille… » comme pour éviter toute confusion, pour préciser que c'est bien elle la mère et personne d'autre. Surtout pas celle qui l'a portée. Un simple « on a eu recours à une GPA » pourrait suffire. Mais elle a besoin de se rassurer et de se prouver d'abord à elle-même qu'elle est bien la mère.

Même après la grossesse, Julie se retrouve confrontée à un flot ininterrompu de remarques innocentes, de vérités universelles et de conseils bienveillants et/ou parfois maladroits. « Pense à faire du peau à peau pour créer du lien », « Tu as une écharpe de portage ? C'est bien pour favoriser le contact dans votre situation », « Ne sortez pas trop, elle a besoin de s'habituer à son environnement », « Avec ce qu'elle a vécu, c'est normal qu'elle ait le sommeil agité ». Lorsqu'elle entend ce type de propos, Julie a la désagréable sensation qu'ils enferment Rose dans le protocole de la GPA. C'est tout ce qu'elle ne veut pas. Comme si son comportement n'était influencé que par sa vie in utero. Cela joue sans doute, mais tout ne peut pas être analysé qu'à travers ce prisme. Alors pourquoi, d'emblée, les autres s'autorisent-ils toutes les interprétations ? Elle doit déjà composer avec ses craintes, elle n'a pas envie de porter celles des autres.

Ce genre de remarques lui sont plus souvent adressées à elle qu'à Yoann. La singularité de leur histoire peut embarrasser certaines personnes, pour qui cela peut paraître insensé, contre-nature, qu'une femme puisse devenir mère sans avoir porté ni allaité son enfant.

Pendant neuf mois, Julie a largement eu le temps d'avoir peur d'être trop protectrice, de développer une relation exclusive avec sa fille, de n'être qu'une mère, d'oublier son couple. Mais elle a toujours pensé que, lorsque son enfant serait auprès d'elle, tous ses tiraillements disparaîtraient comme par magie. Ce n'est pas le cas. Elle embrasse Rose, la cajole, la câline, la nourrit. Elle apprend avec elle les gestes d'une maman. C'est fabuleux et difficile. Julie n'a lu aucun livre sur l'arrivée d'un bébé ou sur le développement de l'enfant. Elle préfère se laisser guider par ses intuitions et ses ressentis.

Passé le premier été de sa fille, lorsque le quotidien reprend son cours, Julie sent la fatigue tomber sur ses épaules. Elle a du mal à réaliser que tout ce combat est derrière elle, que Rose est là et qu'il n'y a plus rien à faire. Elle est enfin mère et elle a désormais une famille. Mais ce triangle prend difficilement forme. Depuis le début, ils n'ont jamais été trois. Il y a d'abord eu Internet, une association, un banquier, une multitude de médecins, une interprète, puis Samantha, et enfin la maison de famille de Yoann. Comment se construire en tant que famille, comment façonner un nouveau quotidien à trois lorsqu'on ne se sent pas chez soi ?

Rose est là, mais Julie n'est pas au bout de son parcours. Elle doit maintenant digérer tout ce qu'elle vient de vivre. Ses conversations avec Geneviève l'aident. En fait, cette GPA a été pour elle un traumatisme. Elle aurait eu besoin de partir seule au soleil sous les cocotiers pour mettre tout à plat. Mais le monde continue de tourner et sa fille n'a rien demandé, elle doit être à la hauteur, tout de suite et tout le temps. Ses tourments n'ont pas leur place dans le quotidien de Rose.

Dans cette nouvelle vie, Julie doit retrouver sa place de femme, de mère de Rose et de conjointe de Yoann. Certes, l'arrivée d'un enfant bouleverse toujours un couple mais dans leur cas, il n'y a pas que ça. Cette expérience a profondément changé Julie. Elle a l'impression d'avoir perdu de sa candeur, de son insouciance. La culpabilité permanente qu'elle éprouve envers Samantha la rend plus dure, moins flexible au quotidien. Et elle qui était maître dans l'art de prendre sur elle-même, de cacher ses émotions, n'y arrive plus. Elle l'a tellement fait qu'elle n'y parvient plus. Forcément, son couple en pâtit. Avec Yoann, Julie se renferme et confie moins ses préoccupations qu'elle ne le faisait jusqu'alors. Lui n'éprouve pas cette culpabilité. Après tout, Samantha était consentante tout autant qu'eux. Et son pragmatisme, ou sa volonté de passer à autre chose, l'a convaincu qu'ils n'avaient rien fait de mal. Pour lui, chacun doit porter sa croix sans en faire ombrage aux autres.

Finalement, Julie n'a jamais envié quiconque d'être enceinte. Après la naissance de Rose, ce qui lui manque, plus qu'un gros ventre, ce sont ces neuf mois qu'elle n'a pas pu passer aux côtés de sa fille, comme si elle avait été privée d'un moment crucial de sa vie. Lorsque Julie a vu Rose naître d'un autre corps que le sien, elle a eu le sentiment que c'était sa légitimité d'être mère qu'on lui ôtait. Pendant des mois, elle a été en quête de cette légitimité.

Rose a eu un an. Un matin, devant son café, Julie prend conscience que sa fille a désormais passé plus de temps auprès d'elle que de Samantha. C'est une libération. Comme si cet avantage lui permettait enfin d'être mère. Son statut, elle l'a gagné dans le regard et les gestes de Rose, qui ne voit en elle rien d'autre que sa maman.

Mais même à 9 000 kilomètres, Samantha prend beaucoup de place dans le quotidien de Julie. Jamais elle ne cesse de s'en vouloir de l'avoir laissée, ce 7 juillet 2020, devant cet aéroport de Los Angeles. Doit-elle lui donner des nouvelles régulièrement ? À quelle fréquence ? Une fois par mois ? Au départ, Julie s'oblige à lui écrire régulièrement, il le faut, point barre.

Petit à petit, leur discussion WhatsApp n'est plus alimentée. Les rares fois où Sam et Julie échangent, c'est désormais par textos. Yoann n'est plus dans la boucle. Julie s'impose de donner des nouvelles et d'envoyer des photos pour les fêtes de fin d'année et à chaque anniversaire de Rose, le 15 juin. Si elle le fait, c'est aussi pour Rose. Samantha fait partie de son histoire, elle ne peut pas la rayer de sa vie. Elle veut laisser à sa fille la possibilité de la contacter si, un jour, elle le souhaite.

La dernière fois, pour les deux ans de Rose, Sam lui a répondu tout de suite : « Joyeux anniversaire Rose ! Elle devient si grande et ses cheveux sont si longs ! Merci beaucoup pour ces photos et de penser à moi en cette journée. Je suis bénie de vous avoir rencontrés tous les trois. C'est comme une famille à distance ! J'espère que tout va bien pour vous tous ! »

Samantha emploie le terme de « famille ». Ce mot revient souvent dans des témoignages de couples ayant eu recours à la GPA, pour décrire la place de la femme porteuse. Julie aurait bien aimé pouvoir en dire autant, maintenir une relation singulière et affectueuse avec Sam. Avant de se lancer dans l'aventure, il ne faisait même aucun doute pour elle qu'elle garderait un contact précieux avec la femme qui porterait son enfant. Mais elle n'en est pas capable. Et cela va même bien au-delà. C'est une nécessité absolue pour elle que de couper le lien avec Samantha. C'est peu dire que, aujourd'hui encore, elle est rongée par la culpabilité de ne pas pouvoir lui offrir la relation qu'elle attendait, de ne pas lui donner cette seconde « famille » qu'elle imaginait. Julie le regrette, mais elle ne peut pas faire autrement.

Recommencer

Dix mois après la naissance de Sacha, j'ai voulu connaître le sexe de son jumeau. Je me sentais prête, j'avais même besoin de savoir. J'ai écrit un mail à la docteure B. Elle m'a répondu qu'elle était en arrêt de travail et qu'elle ne serait de retour qu'en juin. Était-elle en congé maternité ? J'avais envie d'en savoir plus sur sa vie. Elle m'avait tellement aidée, je la mettais sur un piédestal.

Trois mois plus tard, quelques jours après le premier anniversaire de Sacha, mon portable a vibré en milieu d'après-midi. J'étais assise à mon bureau, dans ma chambre, en train d'écrire un papier. C'était un numéro masqué. J'ai tout de suite reconnu la douceur de la voix de la docteure B., à laquelle je ne m'attendais naturellement pas. Elle m'a confirmé ce que j'avais toujours pressenti, c'était un garçon. Alors bien sûr, j'ai pleuré. Ça me faisait drôle de le savoir officiellement. Je n'ai pas vraiment su quoi faire de cette information. Lorsque Cyril est rentré à la maison, il m'a tout de suite demandé ce que j'avais. Je le lui ai dit, on s'est réconfortés et on a pensé à lui, « J1 ». Et mon cœur se serre toujours un peu quand je vois des jumeaux.

Deux ans ont passé, et j'écris ce livre en tentant d'avoir un deuxième enfant. J'aurais du mal à concevoir que Sacha n'ait pas de frère ou de sœur. Nous avions acté que, cette fois, nous ferions tout de suite une insémination. Je n'avais aucune envie de vivre à nouveau l'attente, de regarder les mois passer, et, à chaque fois, d'encaisser la déception. J'avais demandé à la docteure B. si elle connaissait un bon gynécologue spécialisé en infertilité, puisque je ne voulais plus voir le docteur C.

Nous nous sommes rendus au cabinet de la docteure M. à Odéon. Cette jeune femme blonde et énergique nous a fait passer à nouveau les tests classiques de fertilité (spermogramme, prise de sang pour la réserve ovarienne…). Sa lecture des résultats était assez optimiste. Pour elle, je pouvais complètement tomber enceinte naturellement ; elle nous encourageait même à ne pas médicaliser les choses pour le moment. « L'insémination a marché du premier coup, vous avez eu de la chance. Mais ça ne sera peut-être pas le cas cette fois. Et au bout de trois inséminations, les chances diminuent, donc nous passerons à une fécondation in vitro. Il serait dommage de faire tout cela sans avoir essayé naturellement. »

Son discours était rationnel, bien argumenté, assez efficace. Et toutes mes craintes n'avaient pas vraiment leur place. Encore moins mon impatience. D'ailleurs, la docteure M. n'a pas pris de gant : « La PMA n'est pas là pour soulager vos angoisses ». Sur le moment, ça m'a heurtée, je lui en ai un peu voulu de me dire ça, même si je savais qu'elle avait raison. Cyril était complètement d'accord avec elle. J'ai donc accepté l'idée d'attendre six mois avant de faire une insémination et de ne revenir voir la docteure M. qu'en janvier 2023. Je me suis forcée à le faire.

Nous avons laissé passer les mois, j'avais le sentiment de perdre mon temps. On y croyait un peu au début et puis les semaines défilant, nous étions rendus au même constat que celui que nous avions dû faire trois ans plus tôt. Nous n'arrivions pas à avoir un enfant naturellement. Cyril avait fini par arrêter de prendre le traitement qu'on lui avait prescrit pour rendre les spermatozoïdes plus mobiles. Et moi, j'avais complétement intégré l'idée que nous avions besoin d'une aide médicale, sans que cela soit plus douloureux. J'avais donc pris sagement rendez-vous mi-décembre avec la docteure M. pour avoir recours une nouvelle fois à la PMA. Et c'était tout sauf un drame. Nous connaissions le problème et sa solution.

Chaque mois, j'avais pris pour habitude de faire un test de grossesse quelques jours avant mes règles, ce que je n'avais jamais fait trois ans plus tôt. C'était une manière pour moi de me protéger, d'abréger l'attente, de ne laisser aucune place au doute, de ne pas permettre le moindre espoir. J'ai donc fait ce test pour le cinquième mois consécutif. Et puis est apparu ce résultat : « enceinte ».

Je n'y ai pas cru. J'ai fait un deuxième test, une prise de sang, et ils sont tous arrivés à cette même conclusion. Quand je l'ai annoncé à Cyril le soir même, il est resté incrédule, comme moi. Pourquoi cela avait-il marché après tant d'échecs ? C'était incompréhensible et c'est ce qui rendait la nouvelle si épatante. Mais je n'arrivais pas à réaliser ni même à être contente. J'étais choquée et, pour ainsi dire, extrêmement méfiante. Ça me paraissait bien trop facile pour être vrai. J'attendais le moment où l'on constaterait le problème.

Je n'arrivais pas à comprendre comment, du jour au lendemain, nous étions entrés dans la case des gens qui n'avaient rien à faire – ou presque – pour avoir un enfant. Les premières semaines, j'ai eu l'impression d'avoir laissé tomber Julie. C'est comme si on s'était « normalisés » d'un coup. Et j'avais le sentiment que la facilité avec laquelle j'étais tombée cette fois-ci enceinte me délégitimait à parler de nos difficultés à avoir un enfant. Mais les parcours d'infertilité sont parfois ponctués d'histoires de fertilité. Il faut accepter l'idée difficile qu'il n'y a pas toujours d'explication, dans un sens comme dans un autre. C'est la loterie, avec ce qu'il y a de plus détestable et de plus incroyable.

Nous avions notre rendez-vous de prévu une semaine plus tard, avec la docteure M. Ce qui devait être une consultation en vue d'une PMA s'est transformé en échographie. Nous avons aperçu ce petit « sac gestationnel », qui s'est ensuite transformé en virgule, puis en petit bébé que nous avons ausculté à l'échographie des trois mois. Cette fois, il n'y avait aucune anomalie. Tout était si facile.

Je ne saurai jamais si cela a un lien, mais je suis tombée enceinte au moment où j'ai bouclé la première version du manuscrit. J'achève l'écriture finale de ce livre, enceinte de trois mois. Et je n'en reviens toujours pas.

Je redoutais un peu le moment où je l'annoncerais à Julie. Je savais ce qu'elle pourrait ressentir face à tant de facilité. Je l'ai invitée à déjeuner dans un restaurant vietnamien. Je lui ai dit que j'étais enceinte, et tous les sentiments bizarres que cette bonne nouvelle m'avait procurés. Julie a tout compris, je l'ai vu, et elle a commandé une bière à la serveuse qui passait par là pour fêter la nouvelle.

Évidemment, dans un monde parfait, elle aussi aurait envie d'avoir un deuxième enfant. Il leur reste un embryon congelé à des milliers de kilomètres, en Californie. C'est finalement une partie d'eux qui est encore là-bas. C'est en tout cas comme ça qu'ils le vivent.

Sa seule existence leur fait dire que cette histoire n'est pas terminée. Yoann serait prêt à se relancer. Mais il a bien compris que cette expérience avait touché aux ressorts les plus intimes de Julie et que lui n'y pourrait rien. Deux ans et demi après la naissance de Rose, en terminant d'écrire ce livre, Julie réalise qu'elle n'a plus forcément l'envie ni la force d'endurer toutes ces épreuves une seconde fois. Plus question qu'un gouffre administratif ne vienne empiéter sur l'intégralité de leur quotidien et celui de Rose. Cela fait des années qu'ils se projettent dans un futur hypothétique. La naissance de leur fille leur a enfin offert la possibilité de vivre le moment présent.

Heureusement, Julie et Yoann n'ont pas à se décider tout de suite. Leur troisième embryon peut être conservé dix ans, soit jusqu'en 2029. Au terme de ce délai, il sera donné à la science. C'est ce qu'ils ont choisi. Ils avaient aussi la possibilité d'en faire don à un couple infertile ou de le détruire.

Là où c'est le plus difficile, c'est de connaître son sexe. C'est un garçon. Comment ne pas se projeter ? Comment ne pas penser au fait que Rose puisse avoir, un jour, un petit frère ? Comment ne pas fantasmer la « famille parfaite », avec deux enfants, une fille et un garçon ?

Chaque année, au mois de juillet, Julie reçoit un mail pour lui demander s'ils souhaitent poursuivre ou non la conservation de leur embryon. Le tout, accompagné d'une facture de 695 dollars, auxquels s'ajoutent 50 dollars de pénalité en cas de paiement tardif. Chaque fois, il faut signer ces documents. Chaque fois, il faut réécrire ce même mail. Chaque fois, il faut effectuer le virement en temps et en heure. Garder cet embryon, c'est déjà nourrir l'hypothèse d'un deuxième enfant. Julie a le sentiment d'être, malgré elle, contrainte d'alimenter ce scénario auquel elle n'est pas prête. Ils finissent par répondre à ce message annuel de manière automatique, sans s'y attarder. Leur priorité est ailleurs. Rose les comble déjà tellement.

Conclusion

Malgré la douleur, malgré tous les sentiments contradictoires, Julie recommencerait sans hésiter. La GPA, elle est pour, il n'y a pas de doute. La pratique aux États-Unis est parfaitement encadrée ; les émotions, elles, en revanche, ne peuvent être régulées par aucun contrat.

Pour avoir un enfant, elle aura été à 9 000 kilomètres de chez elle et déboursé 150 000 euros ; elle est endettée sur quinze ans. Quant à moi, je n'aurai eu qu'à prendre rendez-vous chez mon gynécologue et faire trois examens, tout a été pris en charge et je n'ai aucune idée du coût de toute l'aide médicale dont nous avons bénéficié. Pourquoi la possibilité d'avoir un enfant m'était offerte quand elle lui était interdite ? En quoi mon désir d'enfant était-il plus légitime que le sien ?

Certains répondent d'emblée que, lorsqu'on est féministe, on est forcément anti- ou pro-GPA, c'est selon. Est-on féministe quand on s'oppose à la marchandisation du corps de la femme ou est-on féministe quand on considère qu'une femme est libre de disposer de son corps comme elle le souhaite ? On peut être pour ou contre la GPA, mais qui peut croire que cela empêchera les couples – les plus riches – d'y avoir recours dans des conditions acrobatiques, douloureuses et bancales juridiquement ?

Ce sont, à certains égards, ces mêmes questions qui se posaient déjà dans les années 1970 pour l'interruption volontaire de grossesse et pour toutes ces femmes qui allaient se faire avorter dans les rares pays qui l'autorisaient alors. « L'histoire nous montre que les grands débats qui ont divisé un moment les Français apparaissent avec le recul du temps comme une étape nécessaire à la formation d'un nouveau consensus social, qui s'inscrit dans la tradition de tolérance et de mesure de notre pays », arguait Simone Veil devant l'Assemblée nationale le 26 novembre 1974.

En France, la GPA est interdite, mais la reconnaissance des enfants nés via cette pratique à l'étranger a été facilitée. Une duplicité assumée qui vise – heureusement – à privilégier l'enfant sur la manière dont il a été conçu. Lorsque la PMA a été élargie à toutes les femmes en 2021, ses détracteurs maintenaient qu'elle ouvrirait la voie à la GPA. Peut-être que cela finira par être le cas, mais ce moment n'est assurément pas venu. Le « consensus social » théorisé par Simone Veil pour l'IVG n'est évidemment pas établi concernant la GPA, cette pratique si éloignée de notre culture et de nos mœurs.

Un jour, j'ai entendu un responsable politique affirmer que le désir d'enfant était par nature « irrépressible ». Et je crois que le terme est particulièrement juste. On ne peut ni l'enfouir ni le faire disparaître. Ce désir, aussi inexplicable que profond, nous dépasse. Et dès lors que la science nous offre une solution pour avoir un enfant, il sera toujours difficile de décréter qui y a droit et qui n'y a pas droit. Il n'y a pas plus déterminé qu'une personne qui aspire à être parent.

Cette peur viscérale et lointaine de ne jamais avoir l'enfant que l'on désire a accaparé nos quotidiens et nos pensées. Peut-être même que le sujet ne sera jamais neutre pour nous. Mais au moins ces craintes, et parfois ces chagrins, ne seront, désormais, plus enfermés dans un silence qui nous était confortable.

À l'automne 2022, Julie et moi sommes parties une semaine entière dans les Alpes, loin de notre quotidien et de nos familles respectives, pour écrire ce livre. C'était la première fois depuis près de vingt ans que nous passions autant de temps toutes les deux. Nous nous sommes retrouvées, et c'était agréable de voir qu'entre nous rien n'avait changé.

Devant nos écrans d'ordinateurs et parfois autour d'un verre de vin blanc, nous avons rattrapé ces épisodes que nous avions ratés de nos vies. Nous avons aussi partagé notre bonheur d'être mères, enfin. Julie m'a raconté que Rose, du haut de ses 80 centimètres, faisait déjà des blagues, qu'elle adorait sa pieuvre rose, les trains, faire semblant de faire du café, lire, danser, sauter et courir : « On court, papa, maman ?! Tous les trois ! Allez, maman, cours ! » Si elle avait le choix, ses repas se composeraient uniquement de fromage, d'olives et de chocolat. Je lui ai aussi décrit la timidité de Sacha, cette habitude qu'il a de ne plus parler lorsqu'un inconnu entre dans la pièce, son rire si communicatif, son refus de vouloir se laver les dents, son plaisir à lire ses livres en boucle, sa passion pour les camions-poubelles, les pompiers, les vélos, les frites et la danse.

Rose et Sacha ont quinze jours d'écart, ils ont bientôt trois ans.

Remerciements

Une pensée particulière pour Sara, la femme la plus forte que je connaisse. Ce livre est aussi pour elle.

Merci à Caro, pour son écoute, pour ses mots justes, d'être encore là à mes côtés, d'avoir tenu sa promesse.

Merci à Isabelle Saporta de croire en l'importance de ces histoires d'infertilité et de maternité, pour sa confiance, son enthousiasme et son accueil chaleureux.

À Iris Neron-Bancel, pour son accompagnement et ses annotations, qui ont rendu ce livre encore meilleur.

Merci à mes parents, Géraldine, René, pour leur amour, leur confiance, leur présence si délicate, si parfaite ;

À mes sœurs, Fanny, Marie, mon frère Jean-Michel, pour leurs attentions, leurs folles idées, leur empathie ;

À ma grand-mère Rose qui du haut de ses 100 ans m'a appris que la vie est aussi une poésie ;

À ma tante Liliane, pour sa douceur, son éternel soutien ;

À Richard, Elsa, Nathan, de m'avoir ouvert en grand les portes de leur foyer et de leur famille.

Merci

À Lamia, pour son amitié, ces années de discussion, son regard différent et rassurant ;

À Mehdi, Aurélien, Adrien, Clément, Clea, Justine, Sophia, Siham, Yoann, Maxime, Fanny, d'être à mes côtés avec rires, affection et légèreté ;

À Momar, Coumba, pour leur douce générosité, d'avoir été si loin mais si proches.

Merci à celles et ceux qui ont pris part à cette aventure pour leur aide, leur bonté, leurs messages, leur écoute, leurs pensées tendres et positives.

Merci à Geneviève, pour ces centaines d'heures de discussion qui m'ont permis de garder la tête hors de l'eau, pour ses mots rassurants et enveloppants, pour sa douceur, sa générosité, son accompagnement si parfait.

Merci à celle dont j'ai modifié le nom, S., que je ne cesserai jamais de remercier.

Merci à Yoann, qui me rend chaque jour meilleure, pour son solide soutien, pour son intelligence, pour son humour dans les situations les plus absurdes, merci pour sa patience, pour son amour.

Merci à Rose, ma douceur, ma plus belle réussite.

Julie

—

Merci à Julie, ma Jojo, de m'avoir fait confiance pour raconter son histoire si singulière, qui est à son image, délicate, intelligente et touchante.

Merci à Isabelle Saporta, pour son écoute attentive et sa compréhension si fine, elle a changé la nature même de ce livre pour en faire ce qu'il devait être, une histoire d'amitié, d'infertilité et de maternité. J'ai eu la chance de tomber sur la bonne personne au bon moment.

Merci à Iris Neron-Bancel, pour sa relecture précieuse et son soutien sensible.

Merci à Gaspard Dhellemmes, qui a perçu très tôt ce que pourrait être ce livre. Merci pour toute son aide et ses conseils si riches, ses encouragements constants, sa bienveillance et son amitié.

Merci à Cyril, de me donner tant de force et d'amour, merci de rendre notre vie si belle.

Merci à mon Sacha pour cet amour fou. Ce livre est pour toi.

Caroline

Table des matières

Composition réalisée par Belle Page

Cet ouvrage a été imprimé en France par
CPI Firmin-Didot
16 rue Firmin Didot
27650 Mesnil-sur-l'Estrée (France)

pour le compte des Éditions Fayard
13 rue du Montparnasse, 75006 Paris
en avril 2023

PAPIER CERTIFIÉ

fayard s'engage pour l'environnement en réduisant l'empreinte carbone de ses livres. Celle de cet exemplaire est de : 0,450 kg éq. CO_2
Rendez-vous sur www.fayard-durable.fr

N° d'édition : 67.7292.6/01 - N° d'impression : 174122